NATURALMENTE
BELLA

NATURALMENTE BELLA

Remedios secretos
de la abuela

DR. DANIEL L. CAMPOS

HarperCollins *Español*

Este libro contiene consejos e información concernientes al cuidado de la salud. Debe usarse para complementar y no para reemplazar las recomendaciones de su doctor o de cualquier otro profesional de la salud. Si sabe o sospecha que tiene un problema de salud, consulte a su médico antes de seguir un régimen o tratamiento clínico. Nos hemos esforzado para asegurarnos de que toda la información contenida en este libro sea exacta y actual a partir de su fecha de publicación. La editorial y el autor no se hacen responsables de ninguna eventualidad médica que pueda suscitar la aplicación de los métodos sugeridos en este libro.

NATURALMENTE BELLA. Copyright © 2023 de Daniel L. Campos. Todos los derechos reservados. Impreso en los Estados Unidos de América. Ninguna sección de este libro podrá ser utilizada ni reproducida bajo ningún concepto sin autorización previa y por escrito, salvo citas breves para artículos y reseñas en revistas. Para más información, póngase en contacto con HarperCollins Publishers, 195 Broadway, New York, NY 10007.

Los libros de HarperCollins Español pueden ser adquiridos para propósitos educativos, empresariales o promocionales. Para más información, envíe un correo electrónico a SPsales@harpercollins.com.

PRIMERA EDICIÓN

Diseño de THE COSMIC LION

Este libro ha sido debidamente catalogado en la Biblioteca del Congreso de los Estados Unidos.

ISBN 978-0-06-322282-3

22 23 24 25 26 LBC 5 4 3 2 1

Contenido

Prólogo

Ser puertorriqueña es para mí no sólo un orgullo, sino también una experiencia única y mágica. Crecí rodeada de colores, aromas y una cultura llena de alegría y ganas de vivir que formaron a la mujer, la madre y la artista que soy. Como ocurre en todo país caribeño y latinoamericano, también estuve expuesta desde mi niñez a remedios naturales y recetas de la abuela pasadas de generación en generación. ¡Había remedios para todo! Y esa curiosidad y preferencia por lo natural es algo que he practicado a lo largo de los años, y que también he inculcado en mis hijos como parte de sus raíces y de nuestra identidad hispana.

Por azares de la vida, y con el objetivo de pasar más tiempo de calidad con la familia, en los últimos años he vivido en «un campo» —como le decía a nuestra finca en Ocala, Florida—, rodeada de naturaleza y de una paz que me ha permitido explorar todos los días las maravillas de las cosas naturales. Eso me inspiró a tomar varios cursos de fitoterapia y medicina cosmética natural, que me dieron un conocimiento más amplio y, al mismo tiempo, una base científica para revalorar los remedios naturales que venía usando por años. Pero, como ya saben, así sin avisar, un día llegó el COVID-19 y todo cambió. Estar en casa ya no era opcional, así que, como la mayoría de las personas, me encontré, como nunca en mi vida, con mucho tiempo libre entre las manos. Ese tiempo fue perfecto para ponerme a «inventar», como yo digo, y de ahí surgió, sin querer, «Gaby DT Soft», la línea de productos naturales para la piel que dirige mi hija Gabriela.

Resulta que un día, Gaby me vio elaborando una mezcla con glicerina, café y miel para hacerme masajes anticelulitis, y me dijo: «Pero, mamá, por qué no lo haces en esto» mientras me mostraba un moldecito con forma de jabón. Así creamos el primer jabón. Gaby me miró y explicó: «Mamá, yo voy a hacerlos porque quiero tener mi propia tienda». Y así nació «Gaby DT Soft», un negocio familiar de productos naturales, que no sólo le dio un propósito y le ha servido de terapia ocupacional a mi hija Gabriela, sino que es una forma hermosa de mantener viva esa tradición de usar los remedios naturales que nos legaron nuestros padres.

Como todo lo que ponemos en nuestra piel, los remedios naturales deben prepararse teniendo en cuenta que la naturaleza nos da los recursos, pero la ciencia y la medicina nos dan las herramientas para usarlos de manera segura. Por eso, me entusiasmé cuando el Dr. Campos, alguien a quien respeto y quiero como a un verdadero hermano, me confesó que su segundo libro sería sobre recetas de belleza naturales tradicionales, pero con una base científica sólida para cada uno de los ingredientes. Estoy segura de que este libro será —para tantas personas, incluida yo— una guía y una invitación a continuar nuestras prácticas medicinales y estéticas heredadas en los remedios caseros, y respaldadas, además, por la opinión experta de un profesional serio y respetado: mi muy querido Dr. Daniel Campos, «El Doctor de las estrellas».

Olga Tañón

Introducción

¿Cuáles son los mejores productos de belleza en el mercado? Ésta es una pregunta que escucho en mi consultorio con frecuencia. Mis pacientes, como muchos, están en busca de una crema milagro que corrija todas sus imperfecciones. Hoy en día, tenemos a nuestra disposición un sinfín de productos que prometen solucionar todos nuestros problemas de salud y belleza, desde jabones faciales que eliminan el acné, champús que prometen darnos un pelo largo y lustroso, hasta cremas corporales que proclaman eliminar la celulitis. Casi siempre mi respuesta es: «¡Tienes todo lo que necesitas en tu casa!». Aunque existen buenos productos, y para algunos casos recomiendo procedimientos médicos estéticos más avanzados, muchas de nuestras preocupaciones se pueden tratar fácilmente con remedios caseros que puedes preparar en casa con ingredientes que ya tienes en tu cocina.

En estas páginas te daré todos mis secretos para que comiences tu rutina de belleza casera. El libro está diseñado según las áreas del cuerpo a las que se dirigen los remedios, desde la cabeza hasta los pies. En cada capítulo encontrarás una explicación sobre las causas principales de algunos de los problemas estéticos y de salud más comunes, así como los remedios caseros que puedes utilizar para cada uno. Para mí es importante que este libro esté totalmente probado y respaldado por la más actual bibliografía médica; por eso, cada receta está acompañada de una explicación científica de por qué sí funciona. También encontrarás algunos *tips* a lo largo del libro acerca de los ingredientes más comunes en los productos de belleza, recomendaciones sobre los remedios caseros y más información relevante. Al final incluyo un índice de ingredientes que puedes consultar si quieres saber más sobre sus propiedades y beneficios. Puedes leer el libro de principio a fin o consultarlo cuando estés buscando un remedio específico.

Las recetas en este libro son simples y contienen ingredientes que probablemente ya tengas o que son muy fáciles de conseguir, y su proceso de preparación es sencillo para que puedas hacerlo en tu casa. Aunque encontrarás algunas de mis recetas favoritas, también te brindaré toda la información necesaria para que utilices tu imaginación y creatividad al momento de diseñar tus propios remedios. ¡Atrévete a experimentar!

Guía de preparación de remedios caseros

Cuando prepares las recetas de este libro, es importante que cuides el proceso para asegurarte de no lastimar tu piel o tu cuerpo ni causar alguna irritación. ¡Lee bien estas recomendaciones antes de comenzar su elaboración y disponerte a conseguir el cabello, la piel y las uñas de tus sueños!

- *Trabaja sobre una superficie limpia y con materiales adecuados.* Puedes hacerlo en tu cocina, en tu escritorio o en alguna otra área de tu casa que designes para ello. Recuerda que vas a aplicar estos remedios en tu rostro, cabello, manos, pies y cuerpo; es importante evitar que se contaminen con bacterias o residuos de alimentos u otras sustancias que pueden quedar sobre mesas o superficies. Asegúrate de limpiar bien tu área de trabajo y los materiales (recipientes, utensilios, brochas, etcétera) antes de comenzar.

- *Haz una prueba en una zona pequeña de tu piel antes de aplicar cualquier remedio.* Es posible que tengas alguna alergia de la que no estés enterada. Antes de aplicar en toda una zona, haz una prueba en tu muñeca para asegurarte de que no presentes irritación o reacción alérgica a los ingredientes que estás utilizando.

- *Procura no desperdiciar ingredientes.* Algunas de las recetas requieren un pedazo pequeño de una fruta o verdura, o sólo la clara de un huevo, por ejemplo. Puedes evitar el desperdicio buscando otro uso para el resto del ingrediente, ya sea en la cocina o en algún otro remedio de belleza.

- *Crea un ambiente relajante.* Cuando apliques tus remedios caseros —mascarillas para la cara o el cabello, tratamientos para las uñas o el cuerpo, entre otros— aprovecha para tener un momento de relajación. Puedes crear tu propio *spa* encendiendo una vela o poniendo tu música favorita.

- *Sé constante.* Los remedios de este libro son muy efectivos, ¡pero no son tratamientos milagro! Es importante ser constante y aplicarlos con frecuencia para obtener los resultados que deseas.

- *Limpia bien después de terminar.* Al preparar tus remedios caseros, existe la posibilidad de que los ingredientes se derramen en el lavabo, la regadera o tu superficie de trabajo. Asegúrate de limpiar muy bien al final para evitar problemas de higiene, hongos o malos olores.

¿Cómo seleccionar los ingredientes?

Las recetas de este libro están diseñadas para usar ingredientes que probablemente ya tienes en tu casa. Sin embargo, es importante que tomes en cuenta su calidad y su condición antes de aplicarlos en tu cuerpo.

- *Busca ingredientes puros, sin sabores, azúcares o colorantes agregados.* Muchos de los remedios en este libro incluyen ingredientes que usualmente compramos empaquetados, como aceites vegetales, mieles o aloe vera, entre otros. Es común que estos productos tengan otros ingredientes para agregar sabor, conservar o cambiar la apariencia. Revisa la etiqueta para asegurarte de obtener el ingrediente en estado puro, preferiblemente orgánico y sin nada añadido.

- *Cuando las recetas requieran frutas o verduras, es preferible que estén maduras y suaves.* Es conveniente elegir vegetales que estén maduros o incluso un poco pasados de su punto ideal, ya que te dará oportunidad de utilizar productos que quizá ya no podrías consumir como alimento y así evitarás desperdiciar.

- *Conoce los beneficios de los aceites esenciales.* Puedes agregar unas gotas de aceite esencial para sumarle propiedades de belleza y aromaterapia a cualquier remedio de este libro. Consulta el **índice de ingredientes** al final del libro para aprender sobre los beneficios de estos aceites y cómo los puedes integrar en tu rutina de belleza.

1

Remedios caseros
para el cabello

————

Muchos hombres y mujeres desean un cabello grueso, largo y lustroso. Tanto para los adolescentes como para las personas mayores, el cabello tiene un papel fundamental en la definición del rostro y la apariencia física. Por eso, todos queremos un cabello exuberante que tenga suficiente brillo, longitud y fuerza.

Desafortunadamente, la caída del cabello, la pérdida de volumen y el deterioro son problemas muy comunes y son causa de frustración para muchas personas. Además, la exposición constante a los medios de comunicación y al internet nos hace creer que sólo utilizando champús y acondicionadores de marca podemos lograr que nuestro cabello se vea saludable... y que cuando caminemos flote en el aire con el glamur de Hollywood. Lo que esos anuncios no dicen es que algo tan simple como la mayonesa puede agregar lustre y salud a tu cabello, ¡quizá hasta mejor que muchos de los productos comerciales disponibles! En este capítulo te daré mis recomendaciones —apoyadas en la ciencia— sobre qué remedios caseros puedes usar para lograr un cabello saludable y con un efecto de rebote como el que muestran las modelos en los comerciales de televisión.

Existen varios remedios sencillos que puedes preparar en tu casa para conseguir el cabello de tus sueños. Identifica tu tipo de cabello —graso, seco, quebradizo, etcétera— y encuentra los remedios ideales para ti. Las personas con cabello graso obtendrán más beneficios de los enjuagues y clarificantes, mientras que la resequedad se trata mejor con mascarillas hidratantes. ¡Elige lo que funcione mejor para ti!

- *Enjuagues.* Los enjuagues se aplican en el cabello mojado para que absorba los beneficios de los ingredientes. La mayoría están hechos a base de agua con una infusión de componentes con propiedades que limpiarán y le darán brillo y fuerza a tu cabello.
- *Mascarillas y tratamientos hidratantes.* Las mascarillas promueven la hidratación y ayudan a fortalecer el cabello. Al utilizar una mascarilla, asegúrate de aplicarla sobre el cabello limpio. Es recomendable cubrirlo con plástico o una gorra de ducha para obtener mejores resultados. En algunos casos, puedes dejar la mascarilla toda la noche y enjuagarla por la mañana.

Remedios para el cabello seco

El cabello seco no absorbe ni retiene la humedad suficiente para mantener su suavidad y brillo. Esta característica puede hacer que se vea sin lustre y que tenga una textura frágil y quebradiza. Aunque puede parecer poco sano, la mayoría de las veces no se trata de un problema de salud. Es importante consultar a tu proveedor de salud si la resequedad de tu cabello persiste a pesar de tomar medidas para corregir el problema, ya que algunas causas médicas del cabello seco pueden ser la anorexia nerviosa, la enfermedad de Menkes, el hipoparatiroidismo, el hipotiroidismo y otras anomalías hormonales. Sin embargo, las causas más comunes son:

- algunas deficiencias nutricionales;
- exposición excesiva al sol;
- contacto con agua que contiene demasiado cloro;
- lavar el cabello con demasiada frecuencia;
- utilizar productos químicos abrasivos como tintes, permanentes, etcétera;
- utensilios eléctricos que irradian calor para dar molde y estilo.

Para corregir los problemas del cabello seco, busca tratamientos con ingredientes ricos en aceites y ácidos grasos.

Infusión de aceite tibio

Los aceites calientes se pueden masajear en el cuero cabelludo para darle brillo al cabello seco. El aceite de oliva es uno de los ingredientes más populares para este remedio, pero también puedes utilizar aceite de coco, almendras, jojoba o aguacate, y obtener buenos resultados.

¿Qué dice la ciencia?

Todos estos aceites son ricos en vitamina E y antioxidantes que ayudan a sellar la capa externa del cabello y la cutícula. Esto permite que el cabello retenga humedad, mejore su textura y aumente su brillo.

½ taza de aceite de coco, almendras, jojoba o aguacate

10 gotas de aceite esencial de romero, limón, té de árbol o el de tu preferencia

1. Coloca ambos aceites en un bol y calienta en el microondas de 10 a 15 segundos.
2. Asegúrate de que la temperatura sea agradable para evitar quemaduras y aplica en el cabello seco. Masajea el cabello con el aceite suavemente durante unos minutos concentrándote en las puntas.
3. Cubre el cabello con una gorra de ducha y una toalla húmeda tibia. Puedes lograr este efecto humedeciendo ligeramente una toalla mediana y poniéndola por un minuto en el microondas. Siempre asegúrate de que el vapor de agua haya salido para evitar el calor excesivo o quemaduras.
4. Espera de 30 a 45 minutos.
5. Lava tu cabello con champú y enjuágalo con suficiente agua.
6. Deja que tu cabello se seque al aire; no utilices secadora o algún otro utensilio que irradie calor.

Mascarilla de huevo, miel y aceite

Esta mascarilla hidratante es ideal para quienes quieren darle brillo y suavidad al cabello sin utilizar ingredientes demasiado grasosos. Los ingredientes tienen proteína y propiedades humectantes que dejarán tu cabello luciendo fuerte e hidratado.

¿Qué dice la ciencia?

El huevo aporta proteína y lípidos que ayudan a reparar e hidratar el cabello; la miel de abeja proporciona humectación. La vitamina E del aceite de oliva ayuda a mejorar la textura del cabello.

2-3 huevos, dependiendo del largo del cabello

1 cucharada de aceite de oliva

2 cucharadas de miel

1. Mezcla los huevos hasta que queden con una consistencia uniforme.
2. Agrega el aceite de oliva y la miel, y mezcla bien.
3. Aplica la mezcla sobre el cabello seco y el cuero cabelludo, desde la raíz hasta la punta. Masajea con tus dedos por unos segundos.
4. Cubre tu cabeza con una envoltura de plástico o un gorro de ducha y espera 30 minutos.
5. Enjuaga con agua fría —el agua caliente puede cocer el huevo— y lava bien tu cabello con champú. Deja que se seque al aire.

TIP: ¡Evita el huevo revuelto!

Cuando uses huevo en cualquier remedio para el cabello, asegúrate de utilizar agua fría al enjuagar. Si no lo haces, ¡podrías terminar con un *omelette* en la cabeza!

Mascarilla de mayonesa

La mayonesa es quizá uno de los remedios caseros más conocidos para tratar el cabello seco o dañado. Utiliza mayonesa comprada en el supermercado en este remedio que, sin duda, mejorará la apariencia y textura de tu cabello.

¿Qué dice la ciencia?

La mayonesa contiene muchos ingredientes saludables para el cabello, como el huevo, que es rico en proteína; el jugo de limón o el vinagre, que ayudan a neutralizar daños químicos y ambientales; y el aceite, que aporta ácidos grasos y vitaminas que aumentan el brillo y sirven para sellar la humedad.

OPCIÓN 1

1-2 tazas de mayonesa

1. Humedece tu cabello con agua tibia y utiliza tus dedos para aplicar una capa espesa de mayonesa.
2. Esparce la mayonesa hasta las puntas y masajea tu cabello y cuero cabelludo suavemente.
3. Cubre tu cabeza con una gorra de plástico durante 30 minutos o una hora.
4. Enjuaga con agua fría y lava con champú.

OPCIÓN 2

1-2 tazas de mayonesa

8-10 fresas frescas

1. En un procesador de alimentos o en una licuadora, mezcla la mayonesa con las fresas hasta obtener una consistencia uniforme.
2. Aplica la mezcla sobre el cabello húmedo asegurándote de cubrir desde la raíz hasta la punta.
3. Cubre tu cabeza con un plástico durante 30 minutos.
4. Enjuaga con agua fría y lava tu cabello con champú.

OPCIÓN 3

5 cucharadas de mayonesa

2 huevos

1 cucharada de aceite de oliva

1. Agrega los huevos en un recipiente hondo y utiliza un tenedor para batirlos ligeramente.
2. Agrega la mayonesa y el aceite de oliva y continúa batiendo hasta obtener una mezcla uniforme.
3. Aplica la mezcla sobre el cabello húmedo asegurándote de abarcar desde la raíz hasta la punta.
4. Cubre tu cabeza con un plástico durante 30 minutos.
5. Enjuaga con agua fría y lava tu cabello con champú.

TIP: ¡Haz tu propia mayonesa casera!

Aunque puedes utilizar mayonesa comprada y obtener buenos resultados, preparar tu propia mayonesa te asegura que los ingredientes de tu mascarilla sean puros y orgánicos. Utiliza esta receta para preparar mayonesa casera y úsala en tus remedios de belleza y también para darle un buen sabor a tus alimentos.

1 ¼ tazas de aceite de oliva
1 huevo a temperatura ambiente
½ cucharadita de semillas de mostaza molidas o mostaza
   Dijon
½ cucharadita de sal
½ cucharadita de vinagre de vino blanco
2 cucharadas de jugo de limón

1. En un procesador de alimentos coloca ¼ taza de aceite de oliva, el huevo, la mostaza y la sal, y pulsa hasta obtener una mezcla uniforme. Debería adquirir una coloración amarilla pálida.
2. Enciende el procesador y agrega el resto del aceite lentamente —deberías tardar entre 60 y 90 segundos en agregar todo—. Entre más lento lo hagas, más cremosa quedará la mayonesa.
3. Después agrega el jugo de limón y el vinagre de vino blanco, y sigue mezclando por 10 segundos.
4. ¡Utiliza la mayonesa para tus remedios caseros y tus alimentos! Recuerda almacenarla en el refrigerador.

Yogurt y aceite esencial de lavanda

El yogurt y el aceite juntos hacen un tratamiento casero eficaz para el cabello seco. Esta simple mascarilla es una excelente opción para quienes prefieren evitar el olor a huevo o a mayonesa.

¿Qué dice la ciencia?

En combinación con los ácidos grasos del aceite, el ácido láctico del yogurt hidrata el cabello y ayuda a eliminar las células muertas del cuero cabelludo.

½ taza de yogurt natural

2 cucharadas de aceite de oliva

6 gotas de aceite esencial de lavanda

1. En un recipiente, mezcla el yogurt, el aceite de oliva y el aceite esencial de lavanda.
2. Aplica la mezcla sobre el cabello limpio y masajea desde la raíz hasta la punta.
3. Cubre tu cabello con plástico o con un gorro de ducha y espera de 15 a 20 minutos.
4. Enjuaga bien con agua tibia y lava tu cabello con champú. Asegúrate de que no queden restos de la mascarilla.

Tratamiento hidratante de yogurt y aguacate

En conjunto, el yogurt y el aguacate aportan una gran cantidad de vitaminas y humectantes que hidratan el cabello seco y sellan la cutícula para mejorar la apariencia, la textura y el brillo.

¿Qué dice la ciencia?

El aguacate es rico en ácidos grasos que promueven la hidratación profunda del cabello, mientras que la vitamina D y el ácido láurico del yogurt limpian y reparan el cuero cabelludo para dejarte con un cabello fuerte y sedoso.

1 aguacate maduro

1 cucharada de aceite de oliva o jojoba

2 cucharadas de yogurt

1. Utiliza un tenedor para crear un puré con el aguacate en un recipiente.
2. Agrega el aceite y el yogurt, y mezcla bien.
3. Aplica la mezcla en el cabello de manera uniforme, desde la raíz hasta la punta. Cubre tu cabeza con plástico o con un gorro de ducha y espera de 15 a 20 minutos.
4. Enjuaga bien con agua tibia y lava el cabello con champú.

TIP: Identifica el aguacate maduro.

Para estas recetas, es importante que el aguacate esté completamente maduro, porque la consistencia debe ser lo suficiente suave para crear un puré. Para saber si tu aguacate está maduro, remueve el rabillo en la parte superior del aguacate. Si el color al interior está muy verde, estará demasiado duro para estas recetas; el tono debe ser amarillento para tener mejores resultados. Para madurar un aguacate que aún está duro, envuélvelo en papel de aluminio y hornéalo a 100 °C (212 °F) por 10 minutos.

Receta de la abuela dominicana: mascarilla de aceite de coco y té negro

Esta receta es especial para cabellos rizados. Para mantener la mejor textura, es importante que el cabello y el cuero cabelludo estén bien hidratados. Utiliza esta mascarilla de aceite de coco y té negro si deseas revitalizar tu cabello y lucir su hermosa forma.

¿Qué dice la ciencia?

El té negro está lleno de antioxidantes que previenen la caída del cabello y las puntas bifurcadas, mientras que el aceite de coco lo hidrata y mejora su textura.

4 bolsas de té negro o 3 cucharadas de hojas de té negro sueltas

2 cucharadas o más de aceite de coco

1. En un recipiente pequeño, agrega ⅓ de taza de agua hirviendo y permite que el té se remoje por 5 minutos. Retira la bolsa o las hojas del té y deja que la infusión se enfríe.

2. Añade 2 cucharadas de aceite de coco al té y mezcla bien. Puedes aumentar las cantidades dependiendo del largo de tu cabello.
3. Masajea la mascarilla en tu cabello limpio y seco desde la raíz hasta la punta. Espera entre 20 y 60 minutos.
4. Enjuaga con agua tibia y lava con champú.

TIP: Evita esta receta si tu cabello es de un tono claro, pues el té negro podría mancharlo.

Remedios para el cabello graso

El cabello graso produce más sebo de lo normal; razón por la cual, las personas con este problema por lo general tienen que lavar su cabello con más frecuencia para evitar que se junte demasiada grasa o que el cabello se vea sucio. Vivir con cabello graso puede ser molesto, ya que no lucimos tan frescos ni arreglados como nos gustaría. En muchos casos, la producción excesiva de sebo es hereditaria, pero también tiene otras causas como:

- Lavar el cabello con demasiada frecuencia. Esto quita la grasa natural del cabello y provoca que el cuerpo produzca más sebo para tratar de compensar.
- Jugar con tu cabello o tocarlo mucho, pues la grasa de tus manos puede terminar en tu cabello.
- Utilizar productos que tienen mucho aceite.
- Hábitos alimenticios.
- Desbalances hormonales.

Afortunadamente, el exceso de grasa se puede solucionar con facilidad usando algunos ingredientes sencillos que probablemente tienes en tu casa. Las personas con cabello graso deben buscar ingredientes purificadores que balanceen el pH del cuero cabelludo y remuevan el exceso de grasa, pero también hidratantes para controlar su sobreproducción.

Enjuague de vinagre de cidra de manzana

El vinagre de cidra de manzana se utiliza para muchos remedios de belleza: para adelgazar y deshinchar, como tonificador facial, entre otros. Este vinagre también es un excelente ingrediente para reducir el exceso de grasa en el cabello.

¿Qué dice la ciencia?

Una de las causas más comunes del cabello graso es la acumulación de bacterias que ocurre de manera natural. El vinagre de cidra de manzana elimina esta bacteria junto con cualquier residuo de productos que esté acumulado en el cuero cabelludo. Además, el ácido acético del vinagre balancea el pH del cuero cabelludo.

2-3 cucharadas de vinagre de cidra de manzana

1 taza de agua purificada

1. Diluye el vinagre con agua en un recipiente. Lo puedes hacer en un vaso o en un bote atomizador para facilitar la aplicación.
2. Aplica la solución en tu cabello desde la raíz hasta la punta y masajea tu cuero cabelludo. Espera de 2 a 3 minutos.
3. Enjuaga y lava el cabello con champú.

TIP: Siempre compra vinagre de cidra de manzana orgánico, crudo y sin filtrar, y dilúyelo antes de cualquier aplicación.

El vinagre de cidra de manzana es resultado del proceso de fermentación de la manzana, lo que le aporta una gran variedad de nutrientes. Sin embargo, algunos de los productos en el mercado filtran el vinagre y este proceso le quita muchos de esos nutrientes. Para obtener mejores resultados de tu remedio casero, asegúrate de comprar un vinagre de cidra de manzana orgánico, crudo y sin filtrar. Por su acidez, es importante que lo diluyas en agua o cualquier otro ingrediente vehículo —como yogurt o aceite— antes de aplicarlo en cualquier parte de tu cuerpo.

Clarificante de aloe vera

Los beneficios del gel de aloe vera, que viene de una planta suculenta, son inacabables. Casi todos lo han utilizado en algún momento para tratar quemaduras del sol, pero los beneficios médicos de esta planta no terminan ahí: se utiliza para problemas digestivos y en humectantes de piel, entre otros usos. El aloe también puede ayudar a eliminar la grasa del cabello para que luzca limpio y radiante. Si puedes, consigue el gel fresco de una planta, pero también puedes utilizar gel comprado; sólo asegúrate de que no tenga ingredientes agregados.

¿Qué dice la ciencia?

El aloe vera tiene muchos nutrientes, como aminoácidos, vitamina A, vitamina C y ácido fólico. Estos componentes ayudan a limpiar el folículo del cabello profundamente sin quitarle nutrientes ni causar resequedad como lo pueden hacer otros productos químicos.

OPCIÓN 1

1-2 cucharadas de gel de aloe vera

1 taza de agua

5-8 gotas del aceite esencial de tu preferencia

1. Diluye el gel de aloe vera en el agua. Puedes agregar unas gotas de aceite esencial, por ejemplo, de lavanda.
2. Después de lavar el cabello con champú, aplica la solución desde la raíz hasta la punta.
3. Espera unos minutos, luego enjuaga con agua fría.

OPCIÓN 2

1-2 tazas de gel de aloe vera

Jugo de limón

1. Mezcla de 1 a 2 tazas de gel de aloe vera, dependiendo del largo del cabello, con un poco de jugo de limón.
2. Aplica la mezcla en el cabello seco masajeando desde la raíz hasta la punta.
3. Espera de 10 a 15 minutos.
4. Enjuaga bien con champú y agua tibia.

TIP: ¿Cómo extraer el gel de aloe vera de una planta?

Aunque puedes obtener buenos resultados con gel comprado, utilizar aloe vera fresco te aportará más nutrientes. Es recomendable extraer sólo la cantidad de gel que utilizarás para cada remedio, pues no dura mucho sin preservadores adicionales.

1. Utiliza unas tijeras de jardinería para cortar una o dos hojas de la base de la planta.
2. Enjuaga bien la planta con agua para eliminar cualquier rastro de tierra.
3. Coloca las hojas en un plato hondo o en un vaso con la parte cortada hacia abajo para drenar la resina de la planta.
4. Vuelve a enjuagar la hoja y utiliza un pelador o un cuchillo para remover la piel gruesa exterior.
5. Después de pelar la hoja, utiliza una cuchara para extraer el gel de adentro y transfiérelo a una licuadora.
6. Licúa el gel por unos segundos hasta que la consistencia sea líquida.
7. Guarda el gel en un recipiente cerrado en el refrigerador.

Limpieza con té verde

El té verde tiene muchos beneficios en la salud y se ha utilizado como remedio natural para tratar varias condiciones, especialmente en la medicina china y oriental. Las hojas de té verde están menos procesadas que otros tipos de té, como el té negro, y esto permite que los nutrientes se conserven y podamos sacar el mayor provecho de sus componentes. El té verde elimina los productos y la suciedad que se acumulan en el cuero cabelludo y que causan el exceso de grasa.

¿Qué dice la ciencia?

Los antioxidantes y la cafeína del té verde ayudan a destapar totalmente los folículos del cabello para remover la grasa por completo.

2 cucharadas de hojas sueltas de té verde o 1 bolsita de té

2 tazas de agua

1. Hierve las hojas o la bolsa de té en el agua por 5 minutos. Espera a que se enfríe por completo. Descarta las hojas o la bolsa de té.
2. Lava tu cabello con champú y agua tibia. Después, aplica la solución en tu cabello mojado. Masajea tu cuero cabelludo de 1 a 2 minutos.
3. Enjuaga con agua fría.

Remedios para el cabello débil y sobreprocesado

Hay muchos factores que hacen que nuestro cabello se vuelva débil y quebradizo. Esto le da una apariencia seca y poco saludable, ya que pierde su brillo y movimiento. Algunas de las causas más comunes de este problema son los procesos y productos químicos que aplicamos en el cabello, como los tintes, los tratamientos para alisar o, incluso, los tratamientos que pretenden hidratar y eliminar el *frizz*. Aunque pueden hacer que nuestro cabello luzca hermoso por algunas semanas o meses, estos tratamientos terminan dañándolo. Algunas otras causas son:

- falta de nutrientes;
- aparatos de peinado con calor como planchas, tenazas, secadoras, etcétera;
- utilizar productos químicos;
- estrés;
- no cortarse el cabello con suficiente frecuencia.

Quienes tengan el cabello dañado o quebradizo deben buscar ingredientes reparadores y humectantes a base de proteínas y aceites, así como dejar de utilizar calor al peinarse y no aplicar tratamientos químicos.

Tratamiento de huevo

El huevo es un excelente remedio para fortalecer y darle brillo al cabello. Asegúrate de utilizar agua tibia para enjuagar esta mascarilla: ¡el agua caliente podría cocer el huevo y terminarías con la cabeza llena de huevo revuelto!

¿Qué dice la ciencia?

El huevo es alto en proteína y lípidos, que son fundamentales para fortalecer el cabello y promover su crecimiento, además le dan una textura sedosa.

1 huevo

Agua tibia

1. Bate el huevo con 2 cucharadas de agua tibia.
2. Aplica la mezcla sobre tu cabello húmedo y sobre el cuero cabelludo.
3. Masajea con los dedos en movimientos circulares durante 2 a 3 minutos esparciendo el huevo desde la raíz hasta las puntas. Cubre con un gorro de ducha y espera de 15 a 20 minutos.
4. Enjuaga con agua fría y luego lava con champú.

Mascarilla de aceite de coco y plátano

En los últimos años, el aceite de coco se ha convertido en uno de los ingredientes más populares para la salud y la belleza. Los componentes hidratantes del aceite de coco ayudan a reparar el cabello, fortalecerlo y regresarle el brillo.

¿Qué dice la ciencia?

La estructura del aceite de coco permite que penetre las capas de cada cabello individual de manera profunda y repare de adentro hacia fuera. Además, contiene ácidos grasos de cadena media y ácido láurico, que tienen propiedades hidratantes. El potasio y las vitaminas del plátano ayudan a sellar la hidratación en el cabello y el cuero cabelludo.

1 plátano maduro
2 cucharadas de aceite de coco

1. Toma el plátano y utiliza un tenedor para crear un puré. Agrega el aceite de coco y mezcla bien.

2. Aplica la mezcla en el cabello limpio y húmedo, concentrándote en las puntas, y cubre con plástico o un
gorro de ducha. Espera 30 minutos.

3. Enjuaga el cabello y lava bien con champú.

Tratamiento de aguacate con huevo

El aguacate es una gran fuente de grasa saludable y nutrientes
que ayudan a reparar el cabello dañado y débil. Lo puedes utilizar
para darle a tu cabello un aspecto fuerte y sano.

¿Qué dice la ciencia?

El aguacate tiene muchos nutrientes que contribuyen a la
salud del cuero cabelludo: la vitamina E y los aminoácidos
promueven la hidratación, y la vitamina B estimula el crecimiento. Además, los ácidos grasos y los minerales del aguacate protegen el cabello del daño del sol. La proteína y los
lípidos del huevo fortalecen y reparan el daño en el cabello.

1 huevo

½ aguacate maduro

1. Rompe el huevo y separa la yema de la clara. Guarda
la clara para otro uso y bate la yema en un recipiente.

2. En otro recipiente, crea un puré con el aguacate.
Agrega la yema del huevo y bate bien hasta obtener
una mezcla uniforme.

3. Masajea la mezcla en el cabello húmedo, desde la raíz hasta la punta, por 5 minutos. Cúbrelo con un gorro de ducha y espera de 20 a 30 minutos.
4. Enjuaga bien con agua fría y lava el cabello con champú.

Tratamiento de miel

La miel de abeja ayuda a reparar y rehidratar el cabello dañado. Aunque este ingrediente hace maravillas, necesita un vehículo para aplicarse en el cabello. Asegúrate de utilizar miel de abeja natural, sin ningún ingrediente agregado.

¿Qué dice la ciencia?

La miel es un emoliente que sella la humedad en el cabello y previene el daño y el quiebre. Además, estimula el folículo del cabello para promover su crecimiento.

OPCIÓN 1

1 taza de leche

3 cucharadas de miel de abeja

1. Calienta la leche en el microondas. Asegúrate de que no esté demasiado caliente, pero que esté a una temperatura adecuada para que la miel se disuelva.
2. Agrega la miel y mezcla bien.
3. Aplica la mezcla en el cabello seco y masajea desde la

raíz hasta la punta. Cubre tu cabeza con plástico o un gorro de ducha y espera entre 15 y 20 minutos.

4. Enjuaga y lava el cabello con champú.

OPCIÓN 2

2 cucharadas de miel
2 tazas de agua tibia

1. Diluye la miel en el agua tibia.
2. Aplica la solución sobre el cabello mojado y masajea por 30 segundos. Deja la mezcla en el cabello por 20 minutos.
3. Enjuaga bien con agua tibia.

TIP: Asegúrate de comprar miel orgánica pura de abeja.

Existen muchísimos productos de miel en el mercado, ¡pero no todos son iguales! Hay muchos tipos de miel y jarabes, y distintos procesos que se emplean para su venta comercial. Asegúrate de que la miel que compres sea orgánica y pura, no un jarabe con azúcar añadida.

Receta de la abuela argentina: aclarador de manzanilla

Este remedio es especial para quienes tienen tonos castaños y quieren darle luminosidad y un tono más claro al cabello. Es una buena alternativa para quienes quieren evitar tratamientos quími-cos pero buscan un tono más claro que se vea natural.

¿Qué dice la ciencia?

La manzanilla contiene tres flavonoides que hacen que este remedio funcione: la apigenina y el azuleno, que iluminan el cabello, y la quercetina, que es el elemento que aclara el tono.

2-3 bolsas de té de manzanilla u hojas de manzanilla suelta
Agua

1. Hierve la manzanilla en 1 taza de agua hasta crear una infusión bien concentrada.
2. Deja que se enfríe y luego transfiérela a un atomizador.
3. Después de lavar el cabello, aplica la solución desde la raíz hasta la punta. No enjuagues.

TIP: Este remedio funciona mejor si pasas algo de tiempo en el sol, pues activará los ingredientes aclaradores.

Remedios para la caída de cabello

La pérdida de cabello puede ser muy frustrante. La causa más común de su caída es la edad, aunque también está relacionada con la genética. Aunque es una parte normal del proceso de envejecimiento, también existen otras causas como:

- una dieta inadecuada;
- estrés;
- algunos medicamentos;
- condiciones de la tiroides;
- anemia;
- desbalance hormonal.

Hay varios ingredientes que pueden ayudar a prevenir la caída y estimular el crecimiento del cabello.

Jugo de cebolla anticaída

Aunque utilizar cebolla en un remedio casero para el cabello puede sonar desagradable, varios estudios demuestran que el jugo de cebolla es uno de los remedios más efectivos para prevenir su caída y promover su crecimiento.

¿Qué dice la ciencia?

La cebolla tiene un contenido alto de azufre, el cual se encuentra naturalmente en los aminoácidos que componen la proteína que fortalece el cabello. El azufre también promueve la producción de colágeno y la circulación de la sangre, procesos que ayudan a su crecimiento.

1 cebolla pequeña

1 limón

⅓ taza de agua

1. Ralla la cebolla. Con un colador separa el jugo en un recipiente.
2. Agrega el jugo del limón y el agua al jugo de cebolla.
3. Aplica la mezcla sobre el cabello húmedo, concentrándote particularmente en la raíz y el cuero cabelludo. Masajea por 10 minutos.
4. Espera 20 minutos, luego enjuaga y lava el cabello con champú.

TIP: ¡Evita las lágrimas!

¿Eres de las personas que lloran al cortar una cebolla? Puedes evitar esto congelando la cebolla antes de rallarla, remojándola en agua helada o poniendo un pedazo de pan en tu boca mientras la rallas. El pan absorbe el componente de la cebolla que causa las lágrimas antes de que llegue a tus ojos.

Enjuague de romero para el crecimiento del cabello

El romero se ha utilizado en la medicina desde tiempos antiguos. Muchos estudios demuestran que promueve el crecimiento del cabello, lo engrosa y fortalece; además, tiene propiedades medicinales y reparadoras que ayudan a reconstruirlo.

¿Qué dice la ciencia?

Los nutrientes y componentes del romero tienen el mismo efecto que el minoxidil, ingrediente activo de la mayoría de los tratamientos químicos para la pérdida del cabello. Además, el romero contiene ácido ursólico, que promueve la circulación de la sangre.

1 manojo de romero

1 taza de agua

1. Pica de 2 a 3 cucharadas de romero. Hiérvelo con la taza de agua por 5 minutos. Deja que se enfríe.
2. Utiliza un colador para separar las hojas del agua.
3. Masajea la infusión en tu cuero cabelludo. Espera 15 minutos.
4. Enjuaga bien con agua tibia.

Mascarilla de betabel

Esta mascarilla es ideal para quienes quieren detener la caída del cabello, ya que contiene una variedad de nutrientes que lo benefician. Utilízala de 2 a 3 veces por semana para ver un gran cambio.

¿Qué dice la ciencia?

El betabel (también conocido como remolacha) obtiene su coloración de la betalaína, un pigmento que tiene propiedades antioxidantes y antinflamatorias. Además, es rico en folato, manganeso y potasio, que estimulan y fortalecen el folículo del cabello.

1 betabel pequeño
4-5 hojas de betabel
1 chorrito de aceite de oliva

1. Hierve el betabel y las hojas en agua hasta que el betabel esté suave. Separa el betabel y sigue hirviendo las hojas hasta que se evapore la mitad del agua. Descarta las hojas.
2. Corta el betabel en trozos pequeños. Colócalo junto con el agua y el aceite de oliva en una licuadora para crear la mascarilla.
3. Aplica la mascarilla en tu cabello húmedo, desde la raíz hasta la punta. Masajea el cuero cabelludo por unos minutos.
4. Cubre el cabello con un gorro de ducha y espera 30 minutos antes de enjuagarlo y lavarlo con champú.

TIP: Elimina las manchas del betabel de tus manos.

El betabel contiene un pigmento fuerte; por lo tanto, es probable que, después de cortarlo y aplicar la mascarilla en tu cabello, tus dedos queden teñidos de un tono morado o rosa. Para deshacerte de estas manchas, moja tus manos y luego frótalas con unas gotas de limón o una pizca de bicarbonato de sodio por unos segundos. Enjuaga con agua y jabón.

Remedios para los problemas del cuero cabelludo

Hay varias afecciones que se pueden presentar en el cuero cabelludo como, por ejemplo, la caspa, la resequedad, la irritación y la comezón. La caspa aparece cuando el cuero cabelludo está muy reseco y comienza a descamarse. Aunque puede ser vergonzoso, normalmente no es cuestión de higiene. Algunas de sus causas son:

- hongos y bacterias que se pueden desarrollar en el cuero cabelludo;
- no lavar el cabello con suficiente frecuencia;
- sensibilidad a algunos productos;
- deshidratación;
- algunas deficiencias nutricionales.

Las personas con problemas como caspa, irritación y resequedad del cuero cabelludo deben buscar remedios con ingredientes calmantes y humectantes que restauren el pH del cuero cabelludo.

Limpieza anticaspa con bicarbonato de sodio

El bicarbonato de sodio tiene una variedad de usos: desde quitar manchas de la ropa hasta blanquear los dientes. Este ingrediente puede ayudar a aliviar la caspa y regresar la salud al cuero cabelludo.

¿Qué dice la ciencia?

El bicarbonato de sodio actúa como un exfoliante y antibacteriano que lucha contra la caspa y balancea el pH del cuero cabelludo.

1-2 cucharadas de bicarbonato de sodio
Agua

1. Humedece tu cabello con agua tibia.
2. Mezcla el bicarbonato de sodio con unas gotas de agua para hacer una pasta.
3. Masajea la mezcla en tu cuero cabelludo de 2 a 3 minutos.
4. Enjuaga bien con agua.

TIP: Sulfatos, silicona, parabenos... ¿Qué son?

Seguramente has escuchado o visto productos para el cabello que se venden como libres de sulfatos, parabenos o silicona. ¿Qué son estos ingredientes y por qué hay quienes quieren evitarlos? Todos son ingredientes químicos que se han utilizado de manera tradicional en productos para el cabello, particularmente en el champú, pero que en la actualidad han adquirido una muy mala reputación y muchos especialistas en el cuidado del cabello recomiendan evitarlos.

- Los sulfatos son agentes limpiadores espumantes que, además de ser un ingrediente del champú, se encuentran en detergentes y limpiadores para el hogar. El sulfato más común en el champú es el sulfato de sodio, que hace que tu champú cree espuma cuando lo aplicas en el cabello. Aunque este ingrediente es muy efectivo para eliminar grasa y tierra del cuero cabelludo, puede ser demasiado agresivo para algunas personas e incluso causar caspa o rosácea. Es preferible que quienes tengan el cabello muy delgado o propensión a afecciones del cuero cabelludo eviten los sulfatos.

- La silicona es un ingrediente derivado del plástico, que sirve para darle al cabello un aspecto sedoso y brillante. La silicona cubre tu cabello con una película ligera que logra ese aspecto sedoso, pero al mismo tiempo detiene la absorción de otros ingredientes hidratantes y puede causar una acumulación de producto en el cuero cabelludo. Aunque no es necesariamente mala, quienes quieran agregarle volumen al cabello deberían evitar productos con silicona o buscar los que contengan silicona soluble.

- Los parabenos son un elemento conservante y antibacteriano utilizado en muchos productos de belleza para que no pierdan su funcionalidad. Sin embargo, pueden causar reacciones alérgicas en el cuero cabelludo y debilitar el cabello; por esta razón, es recomendable buscar productos que no los contengan.

Enjuague de jugo de limón

Los nutrientes y las vitaminas del limón ayudan a mantener el cuero cabelludo limpio y a eliminar bacterias que pueden causar caspa. Es una manera muy fácil y rápida de tratar los problemas del cuero cabelludo.

¿Qué dice la ciencia?

El ácido cítrico del limón reestablece el pH del cabello y elimina ciertas bacterias que causan caspa. La vitamina C remueve células muertas y renueva la piel de esta zona.

1 limón
1 taza de agua

1. Diluye el jugo de limón en agua tibia.
2. Humedece el cabello por completo. Aplica la solución directamente en el cabello, concentrándote en la raíz y el cuero cabelludo. Masajea por un minuto.
3. Enjuaga bien y lava el cabello con champú.

Infusión de aloe vera

Esta mascarilla utiliza aloe para aliviar ciertos padecimientos del cuero cabelludo, como caspa e irritación, y dejar tu cabello brillante y el cuero cabelludo sano. El gel de aloe vera es un excelente remedio para cualquier tipo de irritación o resequedad; razón por la cual, es ideal para tratar estos problemas.

¿Qué dice la ciencia?

El gel de aloe vera contiene enzimas proteolíticas que desechan las células muertas del cuero cabelludo y reducen la caspa y la irritación. El gel también promueve la hidratación y sella la cutícula para prevenir estos padecimientos.

1-2 tazas de aloe vera

1 limón

1. Mezcla el gel de aloe vera con un poco de jugo de limón.
2. Aplica la mezcla en el cabello seco masajeando desde la raíz hasta la punta.
3. Espera de 10 a 15 minutos.
4. Lava bien con champú y agua tibia.

Receta de la abuela mexicana: tratamiento de saramuyo

El saramuyo, también conocido como anona (*Annona squamosa*), es una fruta tropical que abunda en la zona yucateca al sur de México. Las mujeres mexicanas conocen las propiedades y beneficios de esta fruta que puede hacer maravillas para la piel y el cabello. Es un conocido remedio para la caspa e infecciones del cuero cabelludo.

¿Qué dice la ciencia?

El saramuyo contiene vitamina C y manganeso, además de tiamina y enzimas, que ayudan combatir infecciones y promueven la salud del cuero cabelludo.

1 saramuyo

Aceite de coco

1. Remueve la cáscara de la fruta y utiliza un procesador de alimentos para crear una pulpa con la cáscara.
2. Utiliza un cernidor para separar el aceite y los líquidos que soltó la cáscara de la parte sólida.
3. En una sartén pequeña, o en el microondas, calienta un poco el aceite de coco hasta que se ablande.
4. Agrega el aceite obtenido del saramuyo y mezcla bien.
5. Aplica la mascarilla en el cabello mojado y masajea bien el cuero cabelludo y las raíces del cabello. Espera

20 minutos. Puedes cubrir el cabello con una gorra de ducha.

6. Enjuaga bien con agua tibia y lava con champú.

Conclusión

Aunque parezca que sólo las modelos y las estrellas de cine pueden tener ese cabello sano, largo, fuerte y brillante que todos soñamos, es probable que en tu casa tengas todo lo necesario para conseguirlo. Es importante experimentar con los ingredientes y recetas que encontraste en este capítulo para que averigües lo que funciona mejor para ti. Además de estos remedios, hay algunos hábitos que puedes adoptar para mejorar la salud de tu cabello en general:

- No te bañes con agua demasiado caliente. Esto le quita muchos aceites y nutrientes vitales a tu cabello.
- Cepilla tu cabello seco todos los días. Esto ayuda a esparcir el aceite que produce el cuero cabelludo al resto del cabello y promueve la circulación de la sangre.
- Busca productos naturales y sin químicos.
- Utiliza fundas de almohada de seda pura. Otras telas, como el algodón o el poliéster, pueden irritar el cabello y causar daños y quiebre.
- Intenta reducir lo más posible el uso de utensilios para peinar a base de calor.
- Lleva una dieta variada y balanceada. ¡Los nutrientes que le damos a nuestro cuerpo se reflejan en la piel, el cabello y las uñas!

2

Remedios caseros para ojos, cejas y pestañas

¿Alguna vez has escuchado la expresión «los ojos son la ventana al alma»? La mirada es una de las características más importantes en el rostro: nos ayuda a comunicar nuestros sentimientos y conectar con los demás. Las bolsas debajo de los ojos, la inflamación o irritación, y las cejas y pestañas que no favorecen la simetría de nuestra cara pueden dar lugar a una mirada cansada que no refleja a una persona saludable y radiante.

Seguramente conoces muchísimos productos que prometen solucionar cualquiera de estos problemas, como cremas, aceites, mascarillas y otras sustancias tópicas. ¡Pero estos productos tal vez no sean necesarios! La naturaleza nos da todo lo que requerimos para lucir una mirada radiante, y muchos de los ingredientes ya están en tu casa. En este capítulo, te explicaré qué ingredientes son los mejores para esta área del rostro y cómo los puedes utilizar en tu rutina de belleza, así como las razones científicas por las que funciona cada uno de ellos.

Los ojos y el área a su alrededor son muy sensibles; por lo tanto, debes tener precaución al aplicar tratamientos en esta zona. Hay varios tipos de remedios que puedes utilizar según tu preocupación.

- *Compresas.* Las compresas consisten en la aplicación de un material húmedo directamente en el área alrededor del ojo y dejarlo por unos minutos para que haga efecto. Pueden ser calientes o frías, y consistir en rebanadas de fruta, pañuelos húmedos o incluso bolsas de té. Antes de aplicar una compresa en tus ojos, lávate bien el rostro para asegurarte de que no quede algún rastro de maquillaje y toma las precauciones necesarias para que no entre ningún irritante al ojo.

- *Mascarillas.* Aplicar una mascarilla de ojos ayuda a aliviar las señales de cansancio y el envejecimiento, como las líneas alrededor de los ojos, las bolsas y las ojeras. Siempre aplica las mascarillas en el rostro limpio y utiliza tus dedos, una bola de algodón o una brocha limpia.

- *Serums.* Aplicar estos remedios directamente en la piel después de lavar y antes de usar un humectante te permitirá gozar de los beneficios de las vitaminas y los ácidos grasos que pueden aportar. Aplica el *serum* en el área deseada con tus dedos o con un hisopo y no enjuagues.

Remedios para las ojeras

Muchas personas batallan a lo largo de su vida con las ojeras o zonas obscuras alrededor de los ojos. Las ojeras pueden variar en tono —desde café oscuro hasta azulado o morado— dependiendo de la genética y el color de piel de cada uno. Aunque las ojeras no son un problema médico, sí pueden ser señal de que debes cambiar algo en tu estilo de vida. Su causa más común es la falta de sueño, pero existen otros factores que pueden hacer que aparezcan, como:

- alergias;
- hiperpigmentación;
- deficiencias nutricionales;
- frotarse los ojos;
- edad;
- fumar;
- deshidratación;
- hábitos alimenticios, como consumir demasiada cafeína o sal.

Para eliminar las ojeras busca ingredientes antioxidantes y aclaradores que corrijan el tono de la piel y revitalicen el área.

TIP: Sigue estas instrucciones para aplicar compresas debajo de tus ojos.

Algunas de las compresas en esta sección contienen ingredientes que pueden causar irritación si hacen contacto directo con el ojo. Por eso, debes tener mucho cuidado al aplicarlas y hacerlo de manera que los ingredientes tengan contacto solamente con la parte superior. Para esto, recuéstate antes de aplicar la compresa y mantén los ojos cerrados durante la aplicación. Si estás utilizando bolas de algodón, asegúrate de que tengan suficiente líquido para que sean efectivas, pero no tanto que se derrame hacia el resto de tu rostro y de tus ojos. Si lo deseas, puedes pedir a un amigo que te ayude a colocar la compresa.

Compresa de té verde

Muchos saben que el té verde tiene varios beneficios para la salud, pero no sólo cuando lo bebemos: aplicar bolsas de té verde frías directamente sobre los ojos es uno de los remedios antiojeras más efectivos.

¿Qué dice la ciencia?

El té verde está lleno de antioxidantes que promueven la circulación de la sangre. La cafeína y los taninos de este té actúan como astringente y mejoran la apariencia de los ojos en minutos.

2 bolsas de té verde
Agua

1. Humedece dos bolsitas de té verde con agua.
2. Coloca las bolsas en el refrigerador para que se enfríen, alrededor de 10 minutos.
3. Con la cara limpia, acuéstate y coloca las bolsas frías directamente sobre tus ojos cerrados. Espera de 15 a 20 minutos y luego enjuaga con agua tibia.

Compresa clarificadora de papa

La papa es uno de los alimentos más comunes y un gran remedio para las ojeras, ya que sus propiedades ayudan a aclarar el tono de la piel y es adecuada para el área sensible alrededor de los ojos.

¿Qué dice la ciencia?

La papa es rica en vitaminas A y C, que aclaran el color de la piel e hidratan el área del ojo. También tiene almidón y enzimas que revitalizan la piel.

½ papa mediana

OPCIÓN 1

1. Ralla la papa con un rallador fino.
2. Con un colador o una tela, separa el jugo de la papa rallada en un recipiente y enfríalo en el refrigerador por unos minutos.
3. Remoja dos bolas de algodón en el jugo hasta que se absorba por completo. Debes tener la cara limpia antes de colocar las bolas de algodón debajo de cada ojo. Acuéstate y espera de 10 a 15 minutos.
4. Descarta las bolas de algodón y enjuaga tu cara con agua fría.

OPCIÓN 2

1. Corta dos rebanadas gruesas de papa. Si la papa no estaba fría, coloca las rebanadas en el refrigerador por 20 minutos.
2. Con la cara limpia, acuéstate y coloca las rebanadas de papa encima de tus ojos cerrados.
3. Relájate y deja que la papa actúe de 15 a 20 minutos antes de removerla.

Compresa de leche

La leche es un ingrediente que reduce de manera fácil y sencilla las ojeras y las bolsas debajo de los ojos, además casi siempre la tenemos en el refrigerador.

¿Qué dice la ciencia?

La leche es muy rica en vitamina A, que contiene retinoides que ayudan a mantener la apariencia joven de la piel y a aclarar la coloración.

¼ taza de leche entera fría

1. Coloca la leche en un recipiente hondo y remoja dos bolitas de algodón por unos minutos.
2. Aplica la compresa en el área debajo de tus ojos y espera unos 10 minutos.
3. Deshecha las bolitas de algodón y enjuaga tu cara con agua tibia.

Mascarilla de pepino y limón

Aplica esta mezcla alrededor del ojo para reducir la apariencia de bolsas y mejorar el tono de la piel. Toma las precauciones necesarias para que no haga contacto directo con el ojo, ya que podría irritarlo.

¿Qué dice la ciencia?

El pepino es un astringente natural que revitaliza la piel. Es rico en vitamina C y ácido fólico, que sirven para estimular la piel y promover la regeneración de las células. Además, el jugo del pepino tiene propiedades hidratantes.

1 pepino sin semillas
½ limón

1. Utiliza un rallador o una licuadora para crear una pulpa o puré con el pepino. Necesitas aproximadamente dos cucharadas.
2. Agrega el jugo de ½ limón al pepino y mezcla bien.
3. Lava tu cara con jabón neutro. Acuéstate y aplica la mezcla debajo de tus ojos, cubriendo bien el área. Asegúrate de que no entre a los ojos.
4. Espera 10 minutos, luego enjuaga con agua fría.

Mascarilla de pulpa de tomate

El tomate contiene muchos nutrientes que son buenos para la piel; por esta razón, se utiliza para tratar acné, cicatrices y quemaduras, entre otros. Sus propiedades lo hacen un excelente remedio para las ojeras.

¿Qué dice la ciencia?

Los tomates contienen vitaminas y minerales esenciales, como las vitaminas A, B1, B6, K, potasio, licopeno y magnesio, todos los cuales ayudan a mejorar el tono de la piel.

1 tomate mediano

1. Quita las semillas del tomate. Aplástalo hasta crear una pulpa.
2. Aplica la pasta de tomate debajo del ojo. Espera de 5 a 10 minutos antes de enjuagar.

Receta de la abuela colombiana: remedio de yuca

La yuca es uno de los vegetales más consumidos en Colombia. Este tubérculo tiene grandes beneficios para la piel y puede mejorar la apariencia de los ojos, además de que funciona para limpiar el maquillaje. Utiliza este secreto de belleza colombiano para lucir una mirada joven.

¿Qué dice la ciencia?

La yuca tiene saponinas naturales, que sirven para eliminar el maquillaje. También aporta vitamina A y antioxidantes, que funcionan como regeneradores de la piel sensible alrededor del ojo. Agrega aloe vera para crear un tratamiento hidratante.

2 cucharaditas de polvo de yuca
2 cucharaditas de gel de aloe vera

1. Mezcla los ingredientes en un recipiente pequeño.
2. Utiliza tus dedos para aplicar el limpiador con agua en el área alrededor del ojo. Cuida que el producto no entre en contacto con el ojo.
3. Enjuaga bien con agua tibia.

Remedios para bolsas e inflamación

Las bolsas y la inflamación debajo de los ojos nos pueden dar un aspecto cansado o, incluso, enfermizo, porque nuestra mirada pierde la luz y el brillo que transmiten buena salud. Las bolsas son el resultado de la acumulación de líquido o grasa en el área debajo de los ojos, lo que hace que la piel delicada de esta zona se estire. Este problema puede incrementarse con la edad, ya que la piel va perdiendo elasticidad y se vuelve más frágil y delgada. Además de la edad, algunas causas de las bolsas debajo de los ojos son:

- no dormir lo suficiente;
- consumir demasiada sal;
- no tomar suficiente agua;
- fumar;
- padecer alergias.

Para tratar las bolsas, busca ingredientes que tengan propiedades antinflamatorias y que promuevan la circulación de la sangre.

Compresa de frutas

Seguramente has visto alguna película en la que las protagonistas aparecen en un spa con mascarillas en la cara y pepinos cubriendo sus ojos. ¡Esto tiene una razón de ser! Muchas frutas tienen propiedades que ayudan a aliviar la piel alrededor del ojo y a reducir la apariencia de las ojeras.

¿Qué dice la ciencia?

Las enzimas en estos alimentos les dan propiedades astringentes que ayudan a relajar el área ocular, mientras que la temperatura fría reduce la apariencia de las bolsas y la inflamación.

Pepino o fresa

1. Corta dos rebanadas gruesas de la fruta que hayas elegido y colócalas en el refrigerador por 20 minutos.
2. Lava bien tu cara con jabón neutro, luego acuéstate y coloca las rebanadas de fruta encima de tus ojos cerrados.
3. Relájate y espera 10 minutos antes de desechar la compresa.

Mascarilla de proteína

Aunque parezca extraño aplicar huevo en un área como el ojo, el huevo tiene propiedades antinflamatorias y es excelente para reducir las bolsas debajo de los ojos y las líneas de expresión.

¿Qué dice la ciencia?

Las claras de huevo son un astringente natural que tensa la piel alrededor de los ojos para darle un aspecto más joven al rostro.

1 clara de huevo

1. Bate la clara del huevo hasta que se empiecen a formar picos.
2. Utiliza tus dedos o una brocha de maquillaje para aplicar una capa de clara debajo de los ojos. Cuida que no entre a tus ojos.
3. Espera 15 minutos, luego enjuaga con agua fría.

Deshincha con café

Me encanta despertar con el café de la mañana, ¿pero sabías que aplicar café directamente en los ojos también es un gran remedio antibolsas? El café contiene muchos antioxidantes, por eso se puede utilizar en remedios caseros para estimular la circulación de la sangre y la producción de colágeno.

¿Qué dice la ciencia?

La cafeína tiene propiedades antinflamatorias que ayudan a reducir las bolsas debajo de los ojos. Agregar un poco de pimienta promueve aún más la circulación de la sangre para evitar que las bolsas vuelvan a aparecer.

OPCIÓN 1

1 cucharada de deshechos de café

1. Toma una cucharada de deshechos de café molido y aplícalos directamente en el área debajo del ojo.
2. Espera de 15 a 20 minutos y luego enjuaga con agua fría.

OPCIÓN 2

1 cucharadita de café molido o desechos de café

1 pizca de pimienta

1 cucharadita de aceite de coco

1. Mezcla todos los ingredientes en un recipiente.
2. Aplica la mezcla debajo de los ojos. Cuida que no entre a los ojos.
3. Espera de 10 a 15 minutos, luego limpia bien con un pañuelo humedecido con agua fría.

TIP: ¿Qué tipo de café debes utilizar para los remedios de belleza?

Si, como a mí, te gusta disfrutar de tu café todas las mañanas, sabes que el café recién molido es el mejor para preparar una taza de café aromático y delicioso. Pero para los remedios caseros de belleza, esto no es necesario: puedes utilizar café recién molido, café que ya venga molido o, incluso, los deshechos del café que ya preparaste. También puedes utilizar café instantáneo, ya que éste retiene los nutrientes y antioxidantes que son importantes para los remedios de belleza.

Mascarilla de fresas

Las fresas tienen propiedades antinflamatorias y antioxidantes que reducen las bolsas debajo de los ojos. Puedes utilizar fresas frescas o mermelada de fresa; sólo asegúrate de que sea mermelada orgánica, sin azúcar u otros ingredientes agregados.

¿Qué dice la ciencia?

Las fresas contienen ácido alfa hidróxido (AHA, por sus siglas en inglés), uno de los ingredientes principales en los productos comerciales para la piel, que la exfolia y aclara. Además, contienen vitamina C y antioxidantes que la revitalizan.

2 fresas o 1 cucharada de mermelada de fresa pura

1. Utiliza un procesador de alimentos para crear un puré con las fresas.
2. Toma un poco del puré o la mermelada con el dedo o con un algodón.
3. Aplica en la parte superior del ojo cuidando que no haga contacto directo con él.
4. Espera de 15 a 20 minutos y luego enjuaga con agua fría.

Receta de la abuela venezolana: alivio instantáneo para las ojeras

Seguramente has escuchado sobre los rodillos de jade que sirven para aliviar las ojeras. ¿Pero sabías que puedes lograr el mismo efecto con un artículo común de cocina? Las mujeres alrededor del mundo han utilizado este truco por años.

¿Qué dice la ciencia?

Aplicar una temperatura fría en la zona del ojo hace que los vasos sanguíneos se encojan y se desinflame instantáneamente el área.

1 cuchara

1. Mantén una cuchara en el refrigerador o en el congelador. Cuando quieras aliviar la inflamación de los ojos, retírala y coloca la parte trasera de la cuchara debajo de cada ojo.

TIP: Aunque cualquier objeto frío funciona para este remedio, la forma de la cuchara es ideal para el área del ojo.

Remedios para la irritación

La irritación de los ojos, además de hacer que se vean rojos o descoloridos, puede ser muy molesta e impedirnos realizar las tareas de nuestro día a día. Unas de las causas principales de la irritación son el ambiente y la sensibilidad de cada persona. Otras causas son:

- uso excesivo de aparatos electrónicos, como la computadora, la televisión o el celular;
- demasiada exposición al sol;

- usar lentes de contacto;
- nadar en agua con cloro;
- frotarse los ojos demasiado;
- deshidratación;
- condiciones médicas como conjuntivitis, abrasión corneal o glaucoma (en estos casos, consulta a tu médico).

Para tratar la irritación utiliza ingredientes con propiedades calmantes y humectantes.

Compresa de agua de rosas

El agua de rosas tiene muchísimos beneficios para la salud y la belleza, tanto para los ojos como para la piel. Sus propiedades ayudan reducir la irritación y se puede aplicar directamente dentro de los ojos. Puedes comprar agua de rosas en farmacias o prepararla en casa.

¿Qué dice la ciencia?

Los flavonoides y la vitamina C de las rosas ayudan a calmar cualquier tipo de irritación y promueven la salud de la córnea del ojo.

Agua de rosas

1. Remoja dos bolas de algodón en agua de rosas.
2. Acuéstate y coloca el algodón encima de tus ojos.

3. Espera 10 minutos y luego enjuaga con agua fría.

4. Llena un gotero con el agua de rosas sobrante. Aplica de 1 a 2 gotas directamente en cada ojo. Repite cada vez que sientas irritación.

TIP: Prepara tu propia agua de rosas casera.

Preparar tus ingredientes en casa te asegura que los productos que utilizas para los remedios de belleza sean lo más puros posible. Utiliza esta receta sencilla para preparar agua de rosas en casa y usarla para una gran variedad de remedios.

Pétalos de 7-8 rosas
Agua purificada

1. Toma los pétalos de rosa y ponlos en una olla con 1,5 litros (6,25 tazas) de agua purificada.

2. Calienta el agua y los pétalos a fuego lento hasta que los pétalos pierdan el color. Esto tardará entre 20 y 30 minutos.

3. Quita la mezcla del fuego y utiliza un colador para separar los pétalos.

4. Espera a que se enfríe. Luego guarda tu agua de rosas en un bote de vidrio o plástico.

Tratamiento de aloe vera

El gel de aloe vera se puede utilizar para casi cualquier tipo de irritación gracias a sus propiedades calmantes, desde la piel hasta los ojos. Como se puede aplicar directamente en el ojo, es un gran remedio para la irritación. Puedes comprar gel de aloe vera en tiendas u obtener el gel directamente de una planta (ver instrucciones de como hacerlo en la página 20).

¿Qué dice la ciencia?

El gel de aloe vera contiene grandes cantidades de enzimas, aminoácidos, vitaminas y minerales. El zinc y el selenio funcionan como antioxidantes que ayudan a reparar el daño en las células, mientras la vitamina B-12 y el ácido fólico intervienen en la regeneración y reparación de la piel. Sus propiedades hidratantes pueden aliviar cualquier irritación o problema derivado de la resequedad.

OPCIÓN 1

2 cucharaditas de gel de aloe vera puro

1. Con tus dedos, aplica el gel de aloe vera en la zona de alrededor de tus ojos con movimientos circulares.
2. Espera de 10 a 15 minutos y luego enjuaga con agua tibia. Puedes dejar el gel durante la noche y enjuagar en la mañana.

OPCIÓN 2

2 cucharadas de gel de aloe vera

1 taza de agua purificada

1. Mezcla el gel de aloe vera en el agua purificada. Vierte la solución en un gotero.
2. Pon 1 o 2 gotas de la solución de aloe vera en cada ojo cuando sientas irritación.

Remedio de la abuela mexicana: agave para reducir la irritación

El agave es conocido mundialmente por ser la planta de la que proviene el tequila. Sin embargo, se utiliza también en muchos remedios comunes en la cultura mexicana, tanto para la belleza como para la sanación.

¿Qué dice la ciencia?

El agave tiene propiedades medicinales que reducen la inflamación y promueven la regeneración de la piel gracias al contenido de sapogeninas esteroidales y saponinas de inulina.

2 cucharadas de miel de agave pura

2 claras de huevo

1. En un recipiente pequeño, mezcla bien la miel y las claras de huevo. Si es necesario, agrega un poco de agua para diluir.

2. Aplica la mascarilla en la parte inferior del ojo extendiendo hasta el pómulo.

3. Deja actuar por 20 minutos. Luego enjuaga con agua tibia.

Remedios para cejas y pestañas

Las cejas y las pestañas pueden cambiar completamente la mirada. Las pestañas largas y rizadas ayudan a abrir el ojo y lo hacen lucir más grande y despierto; las cejas enmarcan la cara y pueden hacer que el rostro se vea más afilado. Sin embargo, muchos nacemos con cejas escasas y pocas pestañas; o, conforme avanza nuestra edad, vamos perdiéndolas. Con estos remedios caseros puedes estimular el crecimiento de las cejas y las pestañas. Algunas causas de su caída son:

- desbalances hormonales;
- utilizar pestañas postizas puede debilitar las pestañas;
- estrés;
- usar mucho maquillaje y no removerlo adecuadamente cada noche;
- frotar mucho los ojos.

Para estimular el crecimiento y fortalecer las cejas y las pestañas, utiliza remedios con proteínas y aceites.

TIP: Sobre el crecimiento de las pestañas.

Aunque te pueda asustar verlas caer, las pestañas tienen un ciclo de vida y es normal que se caigan después de cierto tiempo. Su ciclo consta de tres etapas: la etapa de crecimiento, la etapa de transición y la etapa de descanso —en la que la pestaña deja de crecer por completo—. Después de completar este ciclo, la pestaña se cae y el ciclo vuelve a comenzar. En total, esto dura más de 100 días. Es normal que se nos caigan entre 1 y 5 pestañas al día. Si crees que se te están cayendo más de lo normal, acude a un especialista —ya que puede ser el resultado de alguna alergia o enfermedad—.

Serum de aceite de ricino

Aplicar aceite de ricino —también conocido como aceite de castor— promueve el crecimiento de las pestañas y las cejas. Cuando compres aceite de ricino asegúrate de que sea aceite puro, sin ingredientes o perfumes agregados.

¿Qué dice la ciencia?

El aceite de ricino está compuesto de ácido ricinoleico, triglicéridos, vitamina E y omega 6, que ayudan a hidratar las pestañas y las cejas, prevenir su caída, estimular su crecimiento y promover la circulación de la sangre; mientras que la proteína del huevo las fortalece.

OPCIÓN 1

Aceite de ricino

1. Limpia bien tus ojos, asegurándote de que no queden rastros de maquillaje en las cejas ni en las pestañas.
2. Sumerge un hisopo o Q-tip en aceite de ricino; luego,

aplícalo directamente sobre las cejas y en la línea de las pestañas.

3. Haz esto por las noches y deja que el aceite actúe hasta el día siguiente. Enjuaga por la mañana.

OPCIÓN 2

⅓ taza de aceite de ricino
1 huevo

1. Llena un recipiente pequeño de aceite de ricino.
2. En otro recipiente, rompe un huevo y separa la clara. Utiliza un gotero para agregar de 5 a 10 gotas de clara de huevo en el recipiente con el aceite de ricino.
3. Por las noches, limpia bien tus ojos asegurándote de que no queden rastros de maquillaje en las cejas ni en las pestañas. Utiliza un hisopo para aplicar la mezcla en la ceja y en la línea de la pestaña. Enjuaga al día siguiente.

Aceite de cáscara de limón

La cáscara de limón promueve la regeneración de las pestañas y las cejas. Combínala con aceite de oliva para crear una mezcla hidratante que te dará pestañas largas y cejas tupidas.

¿Qué dice la ciencia?

Las vitaminas A y C del limón promueven la regeneración y el crecimiento de las pestañas, y la vitamina E del aceite de oliva ayuda a mantener el área hidratada y sana.

3 limones

½ taza de aceite de oliva

1. Pela los limones. En un recipiente, vierte el aceite de oliva y agrega la cáscara de limón. Utiliza el resto de la fruta para algo más.
2. Con una cuchara, aplasta la cáscara contra el recipiente.
3. Deja la mezcla reposar durante la noche para que el aceite de oliva absorba los jugos de la cáscara de limón.
4. Utiliza un cepillo de pestañas (puede venir de un rímel o mascara viejo; sólo asegúrate de lavarlo muy bien antes de utilizarlo) o un hisopo para esparcir el aceite a lo largo de las pestañas y las cejas.
5. Déjalo toda la noche y enjuaga al día siguiente.

Serum casero de aceites

Los aceites vegetales —de oliva, almendra, coco, argán, aguacate o jojoba— son el mejor remedio para promover el crecimiento de las pestañas y las cejas. Puedes crear una mezcla a partir de los aceites que más te gusten o los que tengas a la mano; el secreto es ser constante y aplicar el *serum* todas las noches en esta área. Asegúrate de comprar aceites puros y de buena calidad para obtener mejores resultados.

¿Qué dice la ciencia?

Estos aceites contienen, en cantidades variadas, vitamina E, ácidos grasos monoinsaturados (MUFA, por sus siglas en inglés) y una variedad de vitaminas y antioxidantes que, al combinarse, promueven la regeneración de las pestañas y las cejas. Sus propiedades hidratantes tienen un gran efecto en el área alrededor del ojo.

Aceite de jojoba, oliva, almendra o aguacate

1. En un recipiente pequeño, mezcla 2 cucharadas de tres aceites de tu elección; por ejemplo: 2 cucharadas de aceite de oliva, 2 de aceite de aguacate y 2 de aceite de jojoba.
2. Todas las noches, utiliza un hisopo o una brocha para aplicar la mezcla de aceites en las pestañas y las cejas.
3. Deja actuar por la noche y enjuaga al día siguiente.

TIP: ¿Cómo guardar tus *serums*?

Como puedes ver, las recetas para *serums* rinden para varios usos. Es importante que los almacenes de la manera correcta para que los puedas seguir utilizando y obtengas buenos resultados. Para esto, es recomendable comprar frascos de vidrio pequeños y herméticos, y almacenar en un lugar fresco y seco o en el refrigerador.

Conclusión

Recuerda que los ojos y el área a su alrededor son muy sensibles. Asegúrate de utilizar ingredientes de calidad —aceites puros, productos limpios— y de siempre limpiar bien el área antes de aplicar cualquiera de los remedios de este capítulo. Ten mucho cuidado de que los ingredientes no hagan contacto directo con los ojos, a menos de que la receta lo especifique. Además de estos remedios, para mejorar el estado general de tus ojos, cejas y pestañas, te recomiendo lo siguiente:

- Toma suficiente agua. Esto evitará la resequedad que puede causar irritación e inflamación en los ojos.
- Asegúrate de limpiar bien tus brochas de maquillaje por lo menos una vez al mes utilizando un jabón neutro.
- Revisa la caducidad de tu maquillaje. Por lo general, el delineador dura 3 meses si es líquido y hasta 2 años si es un lápiz; el rímel dura alrededor de 3 meses. Tapa bien tu maquillaje para que no se ensucie con tierra o gérmenes.
- Desmaquíllate bien todos los días. Dormir con maquillaje puede causar infecciones, resequedad e incluso arrugas prematuras.
- Duerme bien. Una de las causas principales de muchos de los problemas en el área ocular —como las ojeras y la inflamación— es la falta de sueño. Aunque muchos tenemos días largos y ocupados, es importante crear una rutina de relajación antes de dormir. Encuentra algo que funcione para ti: tomar un té, prender una vela, leer un rato o escuchar música relajante.

- Reduce el tiempo frente a la pantalla. Las pantallas de nuestros celulares, computadores y televisores causan irritación. Trata de reducir el uso de electrónicos lo más posible o intenta utilizar lentes protectores mientras trabajas.

3

Remedios caseros
para el rostro

———

E l rostro es una de las áreas más importantes para quienes desean mantener una apariencia radiante y saludable. Es la primera impresión que damos y la parte de nuestro cuerpo que tiene un mayor impacto en nuestra apariencia. La piel de la cara puede cambiar nuestro aspecto por completo; si la cuidamos bien, lucimos más jóvenes, sanos y atractivos. Aunque nuestra genética, la dieta y los hábitos nos predisponen a ciertas afecciones y tipos de piel, la mayoría de los problemas del cutis se pueden tratar con remedios caseros. Ya sea que tengas piel grasa, seca o mixta, o que estés buscando prevenir o tratar manchas y arrugas, en este capítulo te explicaré cómo identificar las necesidades de tu tipo de piel, cuáles son los ingredientes adecuados para tratarlas y las recetas que puedes preparar en casa para lucir el mejor cutis posible.

Combinar varios ingredientes te permite obtener los mayores beneficios y adecuar las recetas a las necesidades de tu piel. Al preparar cualquier receta, recuerda probar los ingredientes en una sección pequeña de tu piel (por ejemplo, en tu muñeca) para verificar que no presentes una reacción alérgica.

Podemos categorizar los tratamientos para el cuidado del rostro en cuatro tipos:

- *Jabones y limpiadores.* Limpiar tu cara a diario es la parte más importante en el cuidado de la piel, ya que elimina la suciedad y las bacterias que se pueden acumular en el rostro. Es importante utilizar ingredientes con propiedades antibacterianas que funcionen para el tipo de piel de cada uno. Antes de utilizar el limpiador, asegúrate de desmaquillarte la cara y los ojos.
- *Exfoliantes.* Los exfoliantes sirven para eliminar células muertas y promover la regeneración de la piel. Exfoliar con frecuencia ayuda a mejorar la circulación y permite que tu piel absorba los ingredientes de las mascarillas y los humectantes. No utilices exfoliantes si tu piel presenta algún tipo de irritación o reacción alérgica, y siempre usa un toque ligero para no lastimarla.
- *Mascarillas.* Las mascarillas se dejan en el rostro por un período de tiempo antes de enjuagar para permitir que la piel absorba los ingredientes. Es recomendable utilizar el exfoliante antes de aplicar la mascarilla para obtener mejores resultados. Antes de usar una mascarilla, asegúrate de que tu rostro esté limpio y sin maquillaje; luego, aplica de manera uniforme sobre todo tu rostro, sin olvidar el cuello, con tus dedos o con una brocha.
- *Tónicos.* Los tónicos para la piel son soluciones líquidas que se aplican después de lavar la cara y no se enjuagan. Es preferible aplicarlos por la noche para que puedan actuar de manera efectiva.

Remedios para piel reseca

Quienes tienden a la resequedad en la piel saben lo incómodo que puede ser, ya que causa molestia y le da un aspecto desagradable que es difícil cubrir con maquillaje. La piel reseca se caracteriza por la falta de humectación o hidratación, que a veces provoca irritación, enrojecimiento o incluso descamación de la piel. Algunas de las causas principales de la resequedad son:

- cambios de temperatura o temperaturas frías;
- utilizar jabones o productos químicos abrasivos;
- desbalance del pH;
- demasiada exposición al sol;
- algunas condiciones médicas;
- deshidratación.

Las personas con piel reseca deben utilizar ingredientes humectantes que promuevan la hidratación y la retención de la humedad en la piel.

Jabón refrescante de aloe vera y aceite de jojoba

Este jabón hidratante es ideal para pieles secas, ya que sus ingredientes humectan y alivian la irritación que por lo general acompaña a la resequedad.

¿Qué dice la ciencia?

El aceite de jojoba es rico en vitamina E y ácidos grasos que humectan la piel. Como su composición es similar al sebo que la piel produce naturalmente, se absorbe con facilidad. El gel de aloe vera contiene aloína, un compuesto que le da propiedades calmantes, y vitaminas que ayudan a nutrir la piel.

½ taza de gel de aloe vera (puedes comprarlo o extraerlo de una hoja)

2 cucharadas de aceite de jojoba

1 cucharada de miel

1. Mezcla todos los ingredientes en un recipiente hasta obtener una mezcla uniforme.
2. Utiliza los dedos para aplicar el jabón en la cara húmeda.
3. Masajea por 2 minutos en movimientos circulares; luego enjuaga con agua tibia.

Hidratación con aguacate y plátano

Estas dos frutas son un excelente remedio para la piel reseca, ya que sus ingredientes ayudan a sellar la humectación en la piel. Para esta mascarilla, asegúrate de que el aguacate y el plátano estén maduros, pues esto facilitará su preparación y aplicación.

¿Qué dice la ciencia?

Tanto el plátano como el aguacate contienen potasio y vitamina E, que les dan propiedades hidratantes y reparadoras, mientras que la vitamina A promueve la regeneración. Los ácidos grasos y omegas del aguacate ayudan a sellar la humectación para aliviar cualquier tipo de resequedad.

½ aguacate maduro

½ plátano maduro

10 gotas del aceite esencial de tu preferencia

Agua o leche (opcional)

1. Mezcla el aguacate y el plátano hasta crear una pasta uniforme. Puedes utilizar un tenedor o una licuadora. Agrega el aceite esencial y revuelve bien. Si es necesario, añade un poco de agua o leche para obtener la consistencia deseada.
2. Utiliza tus dedos o una brocha para aplicar la mezcla sobre tu rostro de manera uniforme.
3. Espera de 15 a 20 minutos y luego enjuaga con agua tibia.

Tratamiento hidratante de yogurt

El yogurt es un gran remedio para la piel seca porque ayuda a eliminar células muertas al mismo tiempo que humecta y renueva la piel. Las propiedades del yogurt hacen de él un magnífico ingrediente, incluso aplicado solo. Asegúrate de utilizar yogurt natural, sin saborizantes ni azúcar agregada. La papaya es un excelente complemento a las propiedades hidratantes del yogurt, pues ayuda a eliminar células muertas y a corregir cualquier mancha en la piel.

¿Qué dice la ciencia?

El yogurt es una gran fuente de zinc, que desinflama la piel, y ácido láctico, que disuelve las células muertas. El calcio promueve la regeneración de las células, y las vitaminas B1, B2 y B5 ayudan a hidratar y curar la piel de cualquier tipo de resequedad o irritación.

OPCIÓN 1

½ taza de yogurt natural

1. Utiliza tus dedos para aplicar yogurt directamente en tu rostro. Masajea con movimientos circulares de 1 a 2 minutos.
2. Espera de 15 a 20 minutos y luego enjuaga bien con agua tibia.

OPCIÓN 2

Un pedazo de papaya madura
⅓ taza de yogurt
5-6 gotas del aceite esencial de tu preferencia

1. Utiliza un tenedor para crear una pasta con la papaya. Necesitas de 2 a 3 cucharadas.

2. Mezcla la papaya con el yogurt hasta obtener una consistencia uniforme. Agrega el aceite esencial.

3. Aplica la mezcla sobre el rostro y el cuello. Espera de 15 a 20 minutos antes de enjuagar con agua tibia.

Mascarilla de aguacate y miel

En esta receta, la miel funciona para sellar la hidratación que aporta el aguacate y mantener la piel hidratada, además previene el acné y tonifica la piel.

¿Qué dice la ciencia?

La miel es un hidratante natural que captura la humedad del ambiente y la retiene en la piel. Además, tiene propiedades antibacterianas que previenen el acné y otros padecimientos. El aguacate aporta elementos hidratantes como la vitamina E y los ácidos grasos y oleicos.

1 aguacate maduro

2 cucharadas de miel

10 gotas del aceite esencial de tu preferencia

1. Pon la pulpa del aguacate en un recipiente y utiliza un tenedor para hacerla puré.

2. Agrega la miel y el aceite esencial, y mezcla bien.

3. Aplica la mezcla sobre tu piel limpia, asegurándote de que no haga contacto con tus ojos. Espera de 15 a 20 minutos antes de enjuagar con agua tibia.

TIP: ¿Qué es el pH y qué tiene que ver con la belleza?

Si lees cualquier revista o página de internet sobre belleza y salud, seguramente habrás escuchado hablar del pH y su importancia. ¿Pero sabes realmente qué es y cómo funciona? El pH es una escala que mide la acidez o alcalinidad de una solución. La escala va de un rango de 1 —que es el nivel más ácido— hasta 14 —que es el nivel más alcalino—; un pH de 7 es considerado neutro. Todos los productos a nuestro alrededor tienen algún nivel de acidez o alcalinidad. Por ejemplo, el destapa caños líquido que utilizamos en casa es muy alcalino, con un pH de 14, mientras que el ácido dentro de las baterías tiene un pH de 0. La sangre es neutra o muy ligeramente alcalina, con un pH promedio de 7,4.

El pH de tu piel —cuando está sana— es ligeramente ácido, alrededor de 5,5, gracias a una barrera protectora que está compuesta por sebo, sudor y células muertas. Cuando rompemos esta barrera y alteramos el pH de la piel, podemos causar infecciones, acné y dermatitis. Por eso, es importante evitar la alteración del pH lo más posible cuando utilizamos productos y limpiadores en la cara. De igual manera, hay ingredientes que ayudan a balancear el pH, aunque la piel está diseñada para balancearlo por su propia cuenta. Por eso, excepto en el caso de los exfoliantes, lo ideal es buscar productos con un pH neutro o de alrededor de 5.

Tónico de aloe vera

Utiliza esta solución como un remedio instantáneo para la humectación de la piel, especialmente durante el invierno o en temporadas frías. Déjalo en tu piel sin enjuagar para obtener mejores resultados.

¿Qué dice la ciencia?

La aloína y las vitaminas del aloe vera, como las vitaminas A, B y C, ayudan a mantener la piel hidratada y a calmar cualquier irritación que pueda surgir a causa de la resequedad.

3 cucharadas de gel de aloe vera

Agua purificada

10 gotas de aceite esencial de lavanda

1. Coloca el gel de aloe vera en un atomizador mediano. Llénalo con agua y mezcla bien. Agrega las gotas de aceite esencial de lavanda.
2. Aplica la solución en tu rostro para aliviar la sensación de irritación. Para obtener mejores resultados, guarda la solución en el refrigerador y agítala bien antes de cada uso.

Exfoliante limpiador de avena

La avena es considerada una *superfood* porque tiene propiedades antioxidantes y antiinflamatorias; es también un estupendo exfoliante, ya que es lo suficiente suave para no irritar la piel, pero aun así elimina cualquier célula muerta y deja la piel tersa e hidratada. En esta receta, puedes utilizar el grano de avena entero para crear un exfoliante o molerla para extraer los nutrientes.

¿Qué dice la ciencia?

La avena contiene saponinas, un elemento que se utiliza en jabones por sus propiedades limpiadoras y purificantes. Además, este grano crea una barrera protectora que sella la humedad en la piel.

½ taza de avena

3 cucharadas de yogurt

1. En un procesador de alimentos, muele ½ taza de avena hasta que quede en pedazos pequeños. Evita procesar demasiado: no dejes que se convierta en harina.
2. Agrega suficiente yogurt para crear una pasta. Mezcla bien.
3. Masajea la mezcla en el rostro y el cuello con tus dedos en movimientos circulares de 1 a 2 minutos.
4. Enjuaga con agua tibia.

Remedios para piel grasa y acné

El acné y la piel grasa suelen causar mucha inseguridad en quien los padece. Por suerte, es un problema que se puede tratar fácilmente con remedios caseros. La piel grasa y con acné se caracteriza por la sobreproducción de sebo en las glándulas de la piel, lo que puede causar una apariencia brillosa y que los poros se tapen dando como resultado acné, quistes y puntos negros. Algunas causas de la piel grasa son:

- Lavar la cara con demasiada frecuencia. Esto elimina el aceite necesario en la piel y causa que las glándulas produzcan más sebo para compensar.
- Dietas altas en azúcar refinada, aceites o lácteos.
- Genética.
- Cambios hormonales.

Las personas de piel grasa o con acné deben procurar lavar la cara utilizando jabones neutros y humectar con frecuencia para prevenir la sobreproducción de sebo.

Jabón antiacné de miel, yogurt y limón

Este jabón es ideal para este tipo de piel, pues ayuda a combatir el exceso de grasa y prevenir el acné. Utilízalo todos los días para controlar la producción de sebo en el rostro.

> ### ¿Qué dice la ciencia?
>
> El ácido láctico del yogurt y las propiedades antibacterianas de la miel y el limón limpian los poros y previenen la aparición de acné y otras imperfecciones; al mismo tiempo, las vitaminas del yogurt y la glucosa de la miel mantienen la piel hidratada y controlan la producción de grasa.

½ taza de yogurt natural

2 cucharadas de miel

1 limón

1. Mezcla todos los ingredientes en un recipiente hasta obtener una consistencia uniforme.
2. Humedece tu rostro y utiliza tus dedos para aplicar el jabón en movimientos circulares.
3. Masajea por 2 minutos, luego enjuaga con agua tibia.

Tratamiento antiacné de tomate

Utilizar mascarillas es una de las maneras más efectivas para eliminar el acné y tratar la piel grasa. Esta mascarilla contiene una combinación de tomate y miel para regenerar la piel, eliminar cicatrices o marcas dejadas por el acné y controlar la producción de sebo. Aunque parezca contraintuitivo, aplicar aceite en este tipo de piel ayuda a hidratar y a prevenir la sobreproducción de grasa. El aceite de árbol de té funciona como un antibacteriano que cura el acné.

¿Qué dice la ciencia?

El tomate contiene ácido salicílico, que posee propiedades astringentes necesarias para controlar la producción de sebo. También es rico en licopeno, un antioxidante que desinflama y mejora la apariencia del acné. Las propiedades antibacterianas e hidratantes de la miel mantienen la piel hidratada y previenen el acné.

OPCIÓN 1

½ tomate mediano

1. Corta el tomate a la mitad.
2. Aplica una mitad directamente en tu rostro con movimientos circulares. Tu piel absorberá los jugos al mismo tiempo que las semillas funcionarán como un exfoliante ligero.
3. Deja el jugo en tu rostro por 10 minutos antes de enjuagar.

OPCIÓN 2

½ tomate mediano

1 cucharada de aceite de jojoba

3-5 gotas de aceite esencial de árbol de té

1. Licúa el tomate para hacer una pulpa. Agrega el aceite de jojoba y las gotas de aceite esencial de árbol de té.
2. Utilizando los dedos o una brocha limpia, aplica una capa gruesa de la mezcla en tu rostro.
3. Espera de 10 a 15 minutos antes de enjuagar con agua tibia.

OPCIÓN 3

½ tomate

2 cucharadas de miel

1. Utiliza una licuadora para crear una pulpa con el tomate.
2. Agrega la miel y mezcla bien.
3. Utiliza tus dedos o una brocha para aplicar la mezcla sobre tu rostro, concentrándote en cualquier área donde haya acné o imperfecciones.
4. Espera de 15 a 20 minutos antes de enjuagar.

Control de grasa con claras de huevo

Las claras de huevo controlan la grasa y el brillo de la piel y hacen que luzca revitalizada y sana. Agrega unas gotas de jugo de limón para aclarar la piel y reducir el olor a huevo de esta mascarilla.

¿Qué dice la ciencia?

La clara de huevo tiene un contenido alto de proteína, que contribuye a reducir el tamaño de los poros y a tonificar la piel para controlar la producción de sebo.

1 huevo

½ limón

1. Separa la clara del huevo en un recipiente. Agrega el jugo del limón y bate la mezcla con un tenedor.

2. Utiliza tus dedos o una brocha limpia para aplicar la mezcla sobre tu rostro.

3. Espera de 15 a 20 minutos, luego enjuaga con agua tibia.

Té verde matcha

El té verde está lleno de propiedades antioxidantes y antinflamatorias. Utilizar polvo matcha, a diferencia de té verde suelto o en bolsita, te permite aplicar una capa gruesa directamente en la piel. Asegúrate de comprar polvo matcha puro, sin azúcar ni ingredientes añadidos.

¿Qué dice la ciencia?

La teína del té matcha tiene propiedades antinflamatorias y reduce la coloración del acné, mientras que la catequina ayuda a combatir la producción excesiva de sebo y a limpiar los poros.

OPCIÓN 1

3 cucharadas de polvo de té verde matcha

1-2 cucharadas de agua o yogurt

1. Mezcla el polvo de matcha puro con suficiente agua para crear una pasta. Puedes sustituir el agua por 1 o 2 cucharadas de yogurt.

2. Utiliza tus dedos o una brocha para aplicar la mezcla en tu rostro.

3. Espera de 15 a 20 minutos; luego enjuaga con agua tibia.

OPCIÓN 2

2-3 cucharadas de polvo de té verde matcha

Agua

Aceite esencial de árbol de té

1. Agrega el polvo matcha en un atomizador mediano. Llénalo con agua; luego, añade 10 gotas de aceite esencial de árbol de té. Agita para mezclar bien.
2. Aplica el tonificador por las noches después de lavar la cara. Enjuaga por la mañana.

Tónico astringente para el control de acné y grasa

Los ingredientes de este tónico tienen propiedades astringentes y antibacterianas que son ideales en el tratamiento del acné. Utilízalo todas las noches para reducir la producción de sebo y curar el acné.

¿Qué dice la ciencia?

El limón combate las bacterias que causan acné, mientras que la vitamina C tanto del limón como del agua de rosas ayudan a regenerar la piel y corregir la descoloración.

2 limones

½ taza de agua de rosas

10 gotas de aceite esencial de manzanilla o lavanda

1. Exprime el jugo de los limones en un frasco pequeño y llénalo con el agua de rosas. Agrega el aceite esencial. Mezcla bien y tapa para que no entre aire.
2. Por las noches aplica el tónico con una bola de algodón, concentrándote en la zona T. No enjuagues.

Receta de la abuela peruana: tratamiento de muña para el acné

La muña es una hierba medicinal que crece en la zona andina. Tiene un olor y una apariencia similar a la menta, pero sus propiedades curativas proporcionan grandes beneficios en la reparación de los daños del acné en la piel.

¿Qué dice la ciencia?

La muña contiene retinol, uno de los ingredientes más populares en el cuidado de la piel y en los tratamientos antiedad por sus características regenerativas que mejoran la apariencia del cutis. Además, la muña elimina impurezas que pueden causar acné.

1 manojo de hojas de muña
Agua

1. Hierve las hojas de muña en una taza de agua para hacer una infusión concentrada. Permite que la infusión se enfríe.

2. Aplica la infusión con un algodón sobre el rostro limpio y seco. No enjuagues.

Remedios para piel sensible

La piel sensible se caracteriza por tener un nivel alto de intolerancia a ciertos productos, al medio ambiente y a alimentos que pueden causar irritación, malestar e inflamación. Las personas con este tipo de piel deben tener cuidado especial al aplicar productos y protegerse de los cambios medioambientales. Las principales causas de la piel sensible son:

- la genética;
- los minerales, el cloro y los químicos que se encuentran en el agua;
- el estrés;
- la deshidratación;
- los cambios hormonales.

Los mejores tratamientos para la piel sensible contienen ingredientes calmantes y relajantes que son lo suficiente suaves para evitar la irritación.

Limpiador calmante de leche y rosas

La leche es un emulsionante que ayuda a limpiar impurezas de la piel, mientras que el agua de rosas calma cualquier irritación. Este remedio es ideal para piel sensible que presente resequedad.

¿Qué dice la ciencia?

La caseína de la leche funciona como agente emulsionante que limpia los poros de la piel sin irritar, mientras el potasio alivia la irritación y mantiene la piel hidratada. La vitamina E del agua de rosas sella la hidratación de la piel.

½ taza de leche entera en polvo
3-6 cucharadas de agua de rosas (revisa la receta en la
  página 55)

1. Coloca la leche en polvo en un recipiente y agrega el agua de rosas, poco a poco, hasta obtener una consistencia pastosa.
2. Humedece tu cara con agua. Luego utiliza tus dedos para aplicar la mezcla en tu rostro con movimientos circulares.
3. Masajea por 2 minutos y luego enjuaga con agua tibia.

Exfoliante de avena y miel

Aunque algunos exfoliantes pueden ser muy abrasivos para este tipo de piel, las personas con piel sensible pueden utilizar avena como exfoliante, ya que tiene una textura suave. Agrega un poco de miel para dejar la piel tersa e hidratada.

¿Qué dice la ciencia?

La avena contiene avenantramina, un compuesto químico que le da propiedades calmantes y desinflamantes. La glucosa de la miel hidrata la piel, mientras que la textura de los granos de avena elimina las células muertas.

½ taza de avena

Agua

1 cucharada de miel

1. Muele la avena en un procesador de alimentos hasta que quede en pedazos pequeños. Evita procesar demasiado; no se debe convertir en harina.
2. Agrega suficiente agua para crear una pasta y añade la miel pura de abeja.
3. Utiliza tus dedos para masajear la mezcla en movimientos circulares en tu rostro y cuello de 1 a 2 minutos.
4. Enjuaga con agua tibia.

TIP: ¿Qué es la avena coloidal?

Muchas recetas y expertos recomiendan utilizar «avena coloidal» para conseguir mejores resultados en los remedios de belleza caseros. ¿Pero qué quiere decir coloidal? La avena coloidal es lo que resulta de moler los granos de avena finamente y hervirlos para extraer sus nutrientes. Es preferible moler el grano de avena entero que comprar harina de avena, pues las harinas muchas veces están procesadas y no retienen todos los nutrientes que deseamos en los remedios de belleza.

Mascarilla calmante de leche y miel

Esta mascarilla utiliza leche en polvo y es ideal para la piel sensible, ya que aliviará cualquier irritación. Asegúrate de que la leche que utilices no contenga azúcar o saborizantes.

¿Qué dice la ciencia?

El potasio de la leche alivia la irritación, mientras que las vitaminas A y D ayudan a regenerar e hidratar la piel. La miel sella la hidratación en el cutis y elimina cualquier bacteria de la superficie de la piel.

¼ de taza de leche en polvo

1 cucharada de miel

Agua

1. Mezcla la leche en polvo y la miel en un recipiente.
2. Agrega suficiente agua para crear una pasta. Evita que quede demasiado líquida.
3. Utiliza tus dedos o una brocha para aplicar la mezcla sobre tu rostro y cuello.
4. Espera 10 minutos y luego enjuaga con agua tibia.

Mascarilla de aloe vera puro

Las propiedades calmantes del aloe vera lo hacen un remedio ideal para la piel sensible. Utiliza esta mascarilla para tratar quemaduras o cualquier irritación, dermatitis o eczema.

¿Qué dice la ciencia?

El gel de aloe vera tiene un compuesto llamado aloína que posee propiedades antinflamatorias y calmantes. También es rico en polifenoles, una sustancia antioxidante que alivia la inflamación derivada de quemaduras u otras lesiones.

½ taza de gel de aloe vera

1. Utiliza tus dedos o una brocha limpia para aplicar una capa gruesa del gel directamente en tu rostro.
2. Espera de 15 a 20 minutos y luego enjuaga con agua tibia.

Remedio de manzanilla

Utiliza este tonificador para un alivio fácil y rápido de la piel irritada. Sus propiedades son ideales para la piel sensible y para aliviar la dermatitis.

¿Qué dice la ciencia?

La manzanilla contiene bisabolol, un aceite esencial que promueve la regeneración y posee propiedades calmantes. También es rica en apigenina, un flavonoide que ayuda a reparar la piel y a combatir el daño de los radicales libres.

OPCIÓN 1

Manzanilla (puedes utilizar flor suelta o bolsas de té)
Agua purificada

1. Coloca 1 cucharada de flor de manzanilla o 2 bolsitas de té en una olla con 1 taza de agua purificada.
2. Hierve de 20 a 40 minutos hasta que la mitad del agua se evapore. Esto hará que la solución esté más concentrada.
3. Espera a que la solución se enfríe por completo. Transfiere a un atomizador.
4. Aplica en el rostro cada vez que sientas irritación.

OPCIÓN 2

3 cucharadas de flor de manzanilla suelta
Agua
1 cucharada de miel pura de abeja
Aceite esencial de lavanda o almendra (opcional)

1. Hierve 2 cucharadas de flor de manzanilla en ½ taza de agua para hacer un té muy concentrado.
2. En un bol mezcla 1 cucharada de flor de manzanilla o el contenido de dos bolsas de té con la miel pura.

Puedes agregar de 3 a 4 gotas de aceite esencial de lavanda o almendra.

3. Agrega un chorrito del té para suavizar la mascarilla hasta que quede con una consistencia untable.

4. Aplica en el rostro utilizando tus dedos o una brocha. Espera de 15 a 20 minutos. Luego enjuaga bien con agua tibia.

Remedios para piel mixta

¿Sientes que tu piel es grasa y reseca al mismo tiempo? Es probable que tu tipo de piel sea mixta. Este tipo de piel se caracteriza por tener zonas secas y zonas grasas; normalmente, la grasa se concentra en la frente, la nariz y la barbilla —conocida como la zona T—, mientras el resto del rostro presenta resequedad. Algunas causas de la piel mixta son:

- genética;
- cambios de clima;
- efectos de la dieta;
- estrés;
- cambios hormonales.

Por lo general, recomiendo que las personas con piel mixta utilicen tratamientos en áreas específicas; por ejemplo, sólo aplicar algunos en el área grasa o con acné y otros en las áreas secas. Puedes utilizar las recetas para piel grasa y reseca de este capítulo en las zonas que lo requieran. En esta sección encontrarás tratamientos que son aptos para la piel mixta.

Exfoliante regenerador de café

La textura del café es ideal para exfoliar y eliminar células muertas, mientras que el aceite mantiene la piel humectada y promueve la regeneración.

¿Qué dice la ciencia?

La piel mixta se debe exfoliar para promover la hidratación de las zonas secas y limpiar los poros de la zona grasa. Los granos de café son un ingrediente ideal para la exfoliación. El aceite de jojoba es un humectante adecuado para la piel mixta porque su composición es similar a la de la grasa que producimos naturalmente.

½ taza de café molido

½ taza de aceite de jojoba

10 gotas de aceite esencial de lavanda o manzanilla

1. Mezcla todos los ingredientes en un recipiente hasta que el café esté bien hidratado. Agrega más aceite si es necesario.
2. Utiliza tus dedos para aplicar el exfoliante en tu cara y cuello. Masajea en movimientos circulares de 1 a 2 minutos.
3. Enjuaga con agua tibia.

Remedio de limón y plátano para piel mixta

Combinar limón y plátano ayuda a combatir cualquier exceso de grasa en la piel mientras se mantiene la humedad para evitar la resequedad; por eso, este remedio es ideal para la piel mixta.

¿Qué dice la ciencia?

El potasio del plátano hidrata y promueve la generación de colágeno, mientras que el ácido cítrico del limón reduce la producción de sebo en la piel.

1 plátano maduro

1 limón

10 gotas del aceite esencial de tu preferencia

1. Utiliza un tenedor para crear un puré con el plátano en un recipiente. Agrega el jugo del limón y el aceite esencial y mezcla bien.
2. Usa tus dedos para aplicar la mezcla sobre el rostro limpio.
3. Espera de 15 a 20 minutos y luego enjuaga bien con agua tibia.

Remedio de la abuela brasileña: tratamiento de arcilla

La arcilla es uno de los ingredientes más comunes en los remedios de belleza comerciales. Sin embargo, las mujeres en países en contacto con el Amazonas han utilizado desde siempre la arcilla amazónica por sus excelentes propiedades para la piel. Este tratamiento es ideal para quienes tienen la piel grasa o con problemas de acné.

¿Qué dice la ciencia?

La arcilla contiene minerales que sirven para clarificar la piel, absorber impurezas y darle luminosidad a tu rostro. Mezcla la arcilla con yogurt natural para agregar propiedades hidratantes.

½ taza de yogurt natural

3-4 cucharadas de arcilla

1. Mezcla los ingredientes en un recipiente pequeño.
2. Aplica sobre el rostro limpio y seco. Puedes utilizar los dedos o una brocha.
3. Espera de 20 a 30 minutos hasta que la mascarilla se seque. Enjuaga con agua tibia y termina con un humectante.

Remedios para las arrugas

Si ya dejaste atrás los años de la primera juventud, es probable que las arrugas —las líneas delgadas que aparecen en el rostro, particularmente alrededor de los ojos, la boca y la frente— sean una de tus preocupaciones. Las arrugas son el resultado de la reducción de la producción de colágeno y de la regeneración de la piel, lo que hace que la piel pierda elasticidad. Aunque los niveles reducidos de colágeno son una parte natural del paso del tiempo, algunas causas de las arrugas prematuras son:

- edad;
- maltrato por el sol;
- deshidratación;
- genética;
- fumar.

Las arrugas se pueden prevenir y tratar con ingredientes que promueven la regeneración, la hidratación y la producción de colágeno. Los siguientes remedios caseros son ideales para ello.

Mascarilla de claras de huevo y limón

Los ingredientes de esta mascarilla reducen el tamaño de los poros y mejoran la apariencia de las arrugas. Es ideal para tratar las señales de la edad, como las líneas de expresión alrededor de los ojos y en la frente.

¿Qué dice la ciencia?

La proteína y los lípidos del huevo estiran la piel y reducen la apariencia de las líneas al mismo tiempo que promueven la producción de colágeno, mientras que la vitamina C y el ácido cítrico del limón ayudan en la regeneración de las células.

1 clara de huevo
Jugo de ½ limón

1. En un recipiente, combina la clara y el jugo de limón y bate levemente con un tenedor.
2. Utilizando una brocha o tus dedos, aplica una capa delgada sobre el rostro.
3. Espera de 10 a 15 minutos hasta que la clara se seque por completo y sientas algo de tensión en el rostro. Enjuaga bien con agua tibia.

TIP: El ácido hialurónico: tu nuevo mejor amigo.

Seguramente has escuchado hablar de este ingrediente que es muy popular en los productos comerciales para el cuidado de la piel. El ácido hialurónico es un ácido que se encuentra de manera natural en tu cuerpo, sobre todo en la piel, en el tejido de las articulaciones y en los ojos. Aunque su nombre puede engañar, este ácido no es exfoliante sino que sirve para retener la humedad y mantener los tejidos, la piel y los órganos humectados y saludables. Sin embargo, la producción de ácido hialurónico —al igual que la de colágeno y elastina— disminuye en nuestro cuerpo conforme avanzan los años. Para estimular la producción de ácido hialurónico, incorpora alimentos con este ácido en tu dieta, como pescado, hojas verdes y zanahoria.

Tratamiento de aceite de oliva

El aceite de oliva se utiliza en muchos remedios de belleza por sus propiedades hidratantes. Las vitaminas y los ácidos grasos de este aceite lo convierten en un gran remedio para las arrugas, ya que mantener la piel hidratada es un factor importante en la reducción de la apariencia de las líneas de expresión.

¿Qué dice la ciencia?

El aceite de oliva es rico en vitamina E, que sirve para humectar, y vitaminas A y C, antioxidantes que luchan contra los radicales libres.

Aceite de oliva extra-virgen

1. Coloca 1 o 2 gotas de aceite de oliva en tus dedos.
2. Masajea en el rostro, concentrándote en las áreas donde tengas arrugas.
3. Deja actuar durante la noche y enjuaga por la mañana.

TIP: ¿Cómo seleccionar el aceite de oliva?

Seguramente has escuchado sobre el aceite de oliva «virgen» o «extra-virgen». La clasificación de virgen o extra-virgen se refiere a la calidad del aceite y al proceso mediante el cual se obtiene. El aceite de oliva virgen pasa por una extracción simple en frío de las aceitunas, mientras que el extra-virgen debe cumplir con estándares adicionales de sabor y niveles de acidez. Si no tiene esta calificación, es probable que el aceite se obtuviera mediante procesos químicos que eliminan muchos de los nutrientes esenciales. Por eso, para los remedios de belleza es importante buscar aceite de oliva extra-virgen, orgánico, extraído en frío y sin refinar. ¡Esto te dará mejores resultados!

Tratamiento de zanahoria y aguacate

Los ingredientes de esta mascarilla tonifican, regeneran y humectan la piel; de ahí que logren reducir la apariencia de las arrugas y promuevan tanto la producción de colágeno como la elasticidad. Es ideal para todo tipo de piel.

¿Qué dice la ciencia?

La zanahoria es rica en vitamina A, un potente antioxidante, y en vitamina C, un nutriente que regenera las células de la piel. La vitamina E y los ácidos grasos del aguacate hidratan, mientras que la proteína del huevo ayuda en la producción de colágeno.

1 zanahoria pequeña

½ aguacate maduro

1 yema de huevo

1. Pela la zanahoria y hiérvela en agua de 20 a 30 minutos hasta que quede muy suave.
2. Aplasta la zanahoria y el aguacate con un tenedor para formar un puré. También puedes hacerlo en una licuadora o en un procesador de alimentos.
3. Agrega la yema del huevo y mezcla hasta que quede uniforme.
4. Utiliza tus dedos o una brocha para untar la mezcla sobre tu rostro y cuello. Espera de 15 a 20 minutos antes de enjuagar con agua tibia.

TIP: Vitamina A, retinoides, retinol... ¿Qué son?

Es probable que hayas escuchado sobre la importancia de estos ingredientes en la prevención de arrugas y en la regeneración de las células, pues son los ingredientes más comunes en los productos antiarrugas comerciales. ¿Cómo funcionan y cuál es la diferencia entre ellos? Todos los retinoides son derivados de la vitamina A. El retinol es el tipo más común de los retinoides y está presente en muchos de los productos que puedes comprar en las tiendas, pero otros tipos de retinoides, como el Retin-A, por lo general requieren receta médica. Los retinoides pueden causar irritación en la piel; por lo tanto, se deben introducir a una rutina de belleza con precaución y de manera gradual. Afortunadamente, puedes obtener muchos de los beneficios de los retinoides utilizando alimentos con alto contenido de vitamina A, como, por ejemplo, la zanahoria.

Receta de la abuela chilena: tratamiento de maqui

El *aristotelia chilensis,* o maqui, es un fruto que abunda en el sur de Chile. Por sus magníficas propiedades antioxidantes, es un ingrediente que las mujeres chilenas han incluido en sus remedios caseros por mucho tiempo.

¿Qué dice la ciencia?

El maqui es una de las frutas con más antioxidantes. Tiene niveles muy altos de antocianina y polifenoles, que poseen propiedades regeneradoras y antinflamatorias ideales para la piel.

¼ de taza de fruto de maqui fresco

2 cucharadas de aceite de oliva o jojoba

1. En un procesador de alimentos, muele la fruta hasta obtener una pasta uniforme. Agrega el aceite.
2. Unta la mascarilla sobre el rostro limpio y seco. Déjala actuar por 20 minutos, luego enjuaga y termina con un humectante.

Remedios para manchas en la piel

Las manchas o la descoloración de la piel pueden agregarle años al rostro. Las manchas son el resultado de la sobreproducción de melanina en un área concentrada de la piel. Algunas de sus causas principales son:

- edad;
- exposición al sol;
- cicatrices de heridas o acné;
- genética;
- daño por algunos productos químicos.

Para tratar las manchas es importante ser constantes y aplicar el remedio todos los días. Los mejores tratamientos para las manchas de la piel son los tónicos y exfoliantes que contienen ingredientes con ácido cítrico, o vitamina C, y ácido alfa hidróxido.

Exfoliante de piña para manchas de la piel

Aunque este exfoliante es ideal para tratar manchas, quienes tienen piel sensible o irritación deben evitarlo, porque la piña empeoraría la irritación. Puedes agregar azúcar para crear un exfoliante más efectivo o dejar que la piña actúe sola.

¿Qué dice la ciencia?

El contenido alto de vitamina C en la piña ayuda a eliminar manchas de la piel, mientras que la bromelina, que es una enzima proteolítica, funciona como exfoliador natural. Los cristales del azúcar también actúan como elemento exfoliante que elimina células muertas.

½ taza de piña

1 cucharada de miel

1 cucharada de aceite de oliva

3 cucharadas de azúcar (opcional)

1. Utiliza un cuchillo para picar la piña finamente hasta que suelte su jugo.
2. Coloca la piña y el jugo en un recipiente y agrega la miel, el aceite de oliva y el azúcar en caso de utilizarla. Mezcla bien.
3. Utiliza tus dedos para exfoliar la piel suavemente por 2 minutos, luego enjuaga bien con agua tibia.

TIP: AHA, BHA, PHA: los ácidos en tus productos favoritos.

Seguramente has oído hablar sobre estos ingredientes. Todos son diferentes ácidos que exfolian la piel y eliminan la capa externa para rejuvenecer el cutis, renovarlo y darle un aspecto más fresco y joven. Pero cada uno tiene una función distinta; por ende, entender las diferencias entre ellos te ayudará en la selección de productos y recetas. Puedes encontrar efectos similares en los productos naturales y las recetas que se encuentran en este capítulo.

- Los ácidos alfa hidróxidos (AHA, por sus siglas en inglés) ayudan a estimular la regeneración de las células, eliminar manchas y exceso de pigmentación, hidratar y eliminar líneas de expresión. Son ideales para pieles más maduras, ya que reducen arrugas y otros indicadores de la edad. Puedes encontrar AHA en la leche, el azúcar de caña y las frutas cítricas, como el limón, la piña y la naranja.

- Los ácido beta hidróxidos (BHA, por sus siglas en inglés) tienen propiedades antinflamatorias, disuelven el sebo en los poros y ayudan al tratamiento del acné. El BHA más común en los productos para el cuidado de la piel es al ácido salicílico. Es ideal para pieles jóvenes más propensas al acné, aunque también es útil para eliminar manchas y arrugas. Puedes encontrar BHA en el tomate, el pepino, las zanahorias y el perejil.

- Los polihidroxiácidos (PHA, por sus siglas en inglés) tienen un efecto más tenue y gradual; razón por la cual, son ideales para pieles sensibles o secas. Los PHA promueven la regeneración de las células, mantienen los niveles de colágeno, hidratan y funcionan como antioxidantes. Puedes encontrar PHA en la miel y el vinagre.

Mascarilla aclaradora de yogurt y plátano

El plátano es un complemento excelente a las propiedades hidratantes del yogurt, ya que elimina células muertas y corrige cualquier mancha en la piel. Es ideal para todo tipo de piel porque es muy suave para la piel sensible, ayuda a hidratar la piel reseca y no contiene demasiada grasa.

¿Qué dice la ciencia?

La vitamina A del plátano y el ácido láctico del yogurt exfolian y aclaran la piel para eliminar manchas, mientras que el potasio y la vitamina E del plátano junto con la riboflavina del yogurt hidratan la piel profundamente.

1 plátano maduro
½ taza de yogurt

1. Utiliza un tenedor para crear puré con el plátano.
2. Mezcla el plátano y el yogurt hasta obtener una consistencia uniforme.
3. Aplícala sobre rostro y cuello. Espera de 15 a 20 minutos antes de enjuagar con agua tibia.

Mascarilla de perejil y limón para manchas

Los ingredientes de esta mascarilla son ideales para corregir manchas y mejorar la textura de la piel. Puedes aplicarla en todo el rostro o solamente en las áreas con manchas.

¿Qué dice la ciencia?

El perejil tiene miristicina, un compuesto orgánico que repara la piel y previene el daño provocado por los radicales libres. El limón aporta ácido cítrico, que elimina células muertas y corrige el tono de la piel.

1 manojo de perejil

½ limón

1. Lava bien el perejil y utiliza un procesador de alimentos o un cuchillo para picarlo finamente hasta que suelte su jugo y se forme una pasta.
2. Transfiere el perejil a un recipiente y agrega el jugo del limón. También puedes utilizar unas gotas de aceite esencial de limón.
3. Aplica la mascarilla en tu rostro. Espera de 10 a 20 minutos y luego enjuaga con agua.

Tónico de perejil para prevenir manchas

Utiliza este tonificador todas las noches para reducir y prevenir las manchas en la piel.

¿Qué dice la ciencia?

La miristicina y la vitamina C del perejil ayudan a eliminar manchas y regenerar la piel. Utilízalo todas las noches para obtener mejores resultados.

1 manojo de perejil

1 taza de agua purificada

10 gotas de aceite esencial

1. Hierve el perejil en el agua por 20 minutos. Deja que se enfríe por completo.

2. Descarta el perejil y transfiere la infusión a un bote de vidrio. Agrega 10 gotas del aceite esencial de tu preferencia: limón, lavanda, árbol de té u otro. El aceite esencial ayudará a mantener tu tonificador fresco.

3. Por las noches, aplícalo con una bola de algodón en tu rostro y cuello. Guárdalo en el refrigerador para obtener mejores resultados.

Remedios para labios resecos

Cuando nuestros labios no están humectados adecuadamente, la capa exterior de la piel de esta zona puede presentar irritación e incluso pequeñas cortadas. La resequedad en los labios puede causar molestia al hablar o consumir alimentos. Las principales causas de la resequedad son:

- ambiente seco;
- climas fríos;
- deshidratación;
- algunos medicamentos;
- algunas condiciones médicas.

Es importante exfoliar los labios resecos y humectarlos adecuadamente para prevenir y tratar el problema de manera efectiva.

Exfoliante dulce para labios

Este exfoliante dejará tus labios suaves, y es comestible, ¡así que no te preocupes si un poco entra a tu boca!

> ### ¿Qué dice la ciencia?
> Los cristales del azúcar funcionan como exfoliante que elimina células muertas, mientras que la glucosa de ésta y la miel ayuda a retener la hidratación en tus labios.

1 cucharada de azúcar (puedes utilizar azúcar morena
   o refinada)
1 chorrito de miel

1. En un recipiente, coloca el azúcar y agrega suficiente miel para crear una consistencia pastosa.
2. Con un dedo, aplica el exfoliante directamente en tus labios con movimientos circulares.
3. Enjuaga con agua.

Exfoliante salado para labios

La sal es un exfoliante adecuado para los labios, pero no utilices este remedio si tienes cortadas, ya que la sal causará irritación.

> ## *¿Qué dice la ciencia?*
> La textura de la sal elimina la piel muerta y exfolia los labios, mientras que la vitamina E y los ácidos grasos del aceite de oliva humectan y reparan.

1 cucharada de sal de mar

1 cucharada de aceite de oliva (puedes sustituir con aceite de
  jojoba o de coco)

1. Coloca la sal en un recipiente y agrega suficiente aceite para formar una pasta.
2. Con un dedo, aplica el exfoliante en tus labios con movimientos circulares.
3. Enjuaga con agua.

Desmaquilladores

Seguro hay días que el cansancio te consume y te vas a la cama sin quitarte el maquillaje. Sin embargo, ¡desmaquillarte todos los días es una parte imprescindible del cuidado del rostro! Es fundamental para prevenir arrugas y mantener la piel humectada. No es necesario comprar desmaquillante en tiendas, ya que con aceites disolventes que seguramente tienes en tu casa puedes remover cualquier tipo de maquillaje. Recuerda que debes lavar tu cara con un limpiador o jabón después de utilizar un desmaquillante.

TIP: ¿Por qué es tan importante desmaquillarte?

Si has leído mi libro anterior o me sigues en redes sociales, sabes que me encanta insistir sobre la importancia de remover el maquillaje todas las noches. No sólo para evitar que manches tu almohada, sino porque ¡es uno de los pasos más importantes en el cuidado de la piel! Cuando el maquillaje permanece en tus ojos y rostro durante la noche, tus poros absorben la suciedad y los químicos atrapados durante el día y se tapan. Esto puede provocar brotes de acné y puntos negros. Además, se entorpece el proceso de regeneración de las células y ocasiona que las arrugas aparezcan prematuramente. Cuando te desmaquilles, asegúrate de lavarte las manos antes y utilizar una bola de algodón suave. Para evitar la irritación en el área, no te frotes con demasiada agresividad.

Desmaquillador a base de aceites

Este desmaquillador sencillo disuelve cualquier rastro de maquillaje en la piel y es adecuado para el área delicada del ojo. Según tu tipo de piel, selecciona el aceite que sea mejor para ti. Puedes utilizar uno o más tipos de aceite.

¿Qué dice la ciencia?

Los ácidos grasos de estos aceites disuelven los productos de maquillaje y permiten que se desprendan de la piel y los poros.

Para piel grasa: aceite de ricino, jojoba o girasol.

Para piel mixta: aceite de almendra o coco.

Para piel seca: cualquier tipo de aceite vegetal.

1. Mezcla los aceites en un recipiente. Tápalo y guárdalo.
2. Aplica directamente en el rostro y el área del ojo y masajea para eliminar el maquillaje. También puedes utilizar una bola de algodón.
3. Enjuaga bien con agua tibia.

Desmaquillador de gel de aloe vera y agua de rosas

Utiliza este desmaquillador para eliminar cualquier rastro de maquillaje de tu cara. Es adecuado para el área del ojo y para la piel sensible y grasa.

¿Qué dice la ciencia?

Los ácidos grasos del aloe vera disuelven los componentes del maquillaje para eliminarlo del rostro, mientras que las vitaminas C y E del agua de rosas revitalizan la piel.

1 taza de gel de aloe vera

½ taza de agua de rosas

1. Combina los ingredientes en un recipiente y mezcla bien.
2. Utiliza un algodón o una toalla húmeda para aplicar la mezcla directamente en el rostro con movimientos circulares para eliminar el maquillaje.
3. Enjuaga con agua y lava la cara con un limpiador.

Conclusión

Darle la atención necesaria y el tratamiento adecuado a tu rostro te permitirá lucir un cutis sano y radiante, además evitará la aparición de arrugas, acné y manchas. Ahora que tienes toda la información necesaria para crear tus propios remedios caseros y conseguir tu mejor rostro posible, asegúrate de llevar buenos hábitos para prevenir y mejorar tu aspecto en general.

- Hidrátate bien y mantén una dieta balanceada. Esto se notará en tu cutis.
- Asegúrate de quitarte el maquillaje siempre.
- Lava tu cara todas las mañanas y noches, y aplica humectante diariamente.
- Lava bien las brochas que utilizas para aplicar maquillaje, ya que pueden retener bacterias que causarán acné e irritación.
- Invierte en fundas de almohada de seda. Son más suaves y ayudarán a prevenir arrugas prematuras.
- Siempre utiliza bloqueador de sol con 30 de SPF como mínimo.

4
Remedios caseros para cuello y pecho

¿Alguna vez has escuchado hablar del famoso «cuello de gallina»? Aunque el área del cuello y el pecho es una de las más delicadas del cuerpo, con frecuencia la ignoramos durante nuestra rutina de belleza diaria. Esto resulta en flacidez y arrugas prematuras. Darle el cuidado y la atención necesaria a esta parte de tu cuerpo puede quitarle años a tu apariencia y hacerte lucir más saludable. Sin embargo, requiere de un trato especial porque la piel de esta área —especialmente la del cuello— es mucho más delicada y no tiene la misma cantidad de glándulas sebáceas que otras zonas; por esta razón, tiende más a la resequedad y a las arrugas. Otros factores, como nuestra postura y la gravedad, pueden afectar esta zona a lo largo del tiempo. En este capítulo te daré mis recomendaciones sobre cómo lucir un cuello y un pecho jóvenes, así como los mejores remedios caseros basados en la ciencia para cuidar de esta área.

Para prevenir la flacidez y las arrugas es importante buscar ingredientes humectantes que promuevan la regeneración de la piel, la producción de colágeno, la elasticidad y la firmeza. El cuidado de estas zonas debe ser delicado para no maltratar la piel; procura masajear para que cualquier hidratante penetre las capas de la epidermis. También es recomendable aplicar exfoliantes con el fin de eliminar células muertas y estimular la circulación de la sangre. La mayoría de los tratamientos de este capítulo se pueden dividir en dos categorías:

- *Exfoliantes.* Al exfoliar esta zona, asegúrate de utilizar ingredientes suaves y movimientos ligeros a fin de no dañar la piel del cuello que es particularmente delgada y delicada.
- *Mascarillas e hidratantes.* Cuando apliques estos tratamientos, da un masaje en movimientos circulares para promover la circulación de la sangre, estimular la producción de colágeno y ayudar en la absorción de los ingredientes.

TIP: ¿Décolletage?

Muy probablemente has encontrado productos que prometen mejorar la apariencia del *décolletage.* Esta palabra es de origen francés y, al principio, se refería a un vestido o prenda de ropa con un escote que revelaba la parte baja del cuello y el inicio del pecho. Hoy en día, esta palabra también se utiliza para referirse a la zona del cuello y el pecho.

Remedios para la flacidez

Una de las preocupaciones más comunes es la flacidez de la piel, que da lugar a un cuello caído —conocido como cuello de gallina— y pechos que pierden la forma. Esto sucede por deficiencias de colágeno y elastina, dos proteínas que se encuentran naturalmente en el cuerpo y que le dan firmeza y elasticidad a la piel. Con el paso del tiempo, el cuerpo reduce la producción de estas proteínas y por eso es común que con la edad nuestra piel se vuelva más flácida. Otros factores que influyen son:

- daños por el sol;
- embarazo y fluctuaciones de peso;
- amamantar;
- cambios hormonales.

Puedes prevenir la flacidez de la piel del cuello y el pecho protegiéndolos con SPF y utilizando un humectante todos los días.

TIP: El colágeno y la elastina.

El colágeno y la elastina se encuentran entre los ingredientes más comunes en los productos para las arrugas y la flacidez, ya que son esenciales para mantener la apariencia joven de la piel. El colágeno es una proteína fibrosa que le da estructura a la piel y al cuerpo en general —sin ella, el cuerpo se descompondría—. Por eso, nuestros huesos contienen mucho colágeno. La elastina es otra proteína que, como indica su nombre, le da elasticidad a la piel. Los niveles de colágeno y elastina de nuestra piel disminuyen con la edad, de ahí que aparezca la flacidez. Las recetas en este capítulo ayudarán a estimular su producción para mantener la apariencia joven de nuestra piel.

Masaje helado para dar firmeza al pecho

Este masaje promueve la circulación de la sangre, rejuvenece la piel y estimula los músculos.

> ### ¿Qué dice la ciencia?
>
> Aplicar frío en esta zona hace que los músculos y el tejido reaccionen y circule mejor la sangre, algo fundamental para la firmeza y para prevenir la flacidez.

Cubos de hielo

1. Toma el hielo con tus dedos y deslízalo en movimientos circulares sobre el pecho y el cuello por 20 minutos. Comienza desde la parte superior del pecho y progresa lentamente hasta la barbilla.
2. Repite todos los días para obtener mejores resultados.

Masaje con aceite de oliva

Realizar un masaje en el cuello y el pecho mejora la apariencia de la piel flácida, pues promueve la circulación de la sangre y la producción de colágeno. Utiliza aceite vegetal para humectar y mejorar la apariencia de la piel.

> **¿Qué dice la ciencia?**
>
> Los aceites vegetales tienen un alto contenido de vitamina E, que es fundamental para la hidratación y ayuda a que esta zona mantenga su elasticidad.

2 cucharadas de aceite de oliva, almendra, jojoba o coco. También puedes combinar dos o más tipos de aceites.

1. Aplica el aceite en el pecho y el cuello utilizando tus dedos. Haz movimientos circulares para darte un masaje, empezando desde la parte inferior del pecho y avanzando hacia arriba.
2. Puedes enjuagar o dejar el aceite por la noche para aumentar la humectación.

Mascarilla de miel y huevo

Los ingredientes de esta mascarilla promueven la hidratación y estimulan la producción de colágeno: el huevo proporciona firmeza, mientras que la miel hidrata y mejora la apariencia y la textura de la piel.

> **¿Qué dice la ciencia?**
>
> La miel es un humectante natural que retiene la humedad del medio ambiente; la proteína del huevo ayuda en la producción de colágeno y mantiene la firmeza de la piel.

1 cucharada de miel

1 yema de huevo

1 cucharada de aceite de oliva

1. En un recipiente, mezcla la miel, la yema y el aceite hasta obtener una mezcla uniforme. Guarda la clara para utilizarla en otro remedio o para preparar alimentos.
2. Con tus dedos, aplica la mezcla sobre el cuello y el pecho en movimientos circulares de abajo hacia arriba.
3. Masajea el área por 1 minuto.
4. Espera 20 minutos y luego enjuaga con agua tibia.

Mascarilla reafirmante de papaya y plátano

Estas dos frutas son ricas en nutrientes que ayudan a hidratar y promover la firmeza del cuello. Asegúrate de que estén maduras para elaborar la receta. Si quieres obtener mejores resultados, aplica la mascarilla después de un exfoliante, por ejemplo, de café o avena.

¿Qué dice la ciencia?

La papaína de la papaya es rica en vitamina A y antioxidantes que aportan firmeza, además contiene vitamina C, que ayuda en la producción de colágeno. El plátano tiene hierro, zinc, magnesio y vitaminas A, B y C, que hidratan y dan firmeza al cuello.

½ plátano maduro

1 taza de papaya madura

Jugo de 1 limón

1. Utiliza un tenedor para crear un puré con la papaya y el plátano, y bate hasta obtener una mezcla uniforme. También lo puedes hacer en un procesador de alimentos.
2. Agrega el jugo de limón y mezcla bien.
3. Lava bien el área. Luego utiliza una brocha o tus dedos para aplicar una capa de la mezcla en el pecho y el cuello.
4. Espera 15 minutos y luego enjuaga con agua tibia.

Masaje con aloe vera

El gel de aloe vera es uno de los humectantes naturales más efectivos para la piel. Es el ingrediente ideal para esta zona porque, además de hidratar y dar firmeza, previene la aparición de arrugas.

¿Qué dice la ciencia?

Los polifenoles en el aloe vera tienen propiedades antioxidantes que reparan el daño causado por los radicales libres en la piel, mientras que las vitaminas A, C y D hidratan y reafirman.

½ taza de gel de aloe vera puro

1. Utiliza tus dedos para aplicar el gel de aloe vera en el pecho y el cuello.
2. Masajea por 10 minutos en movimientos circulares, empezando en la parte inferior de tu pecho y progresando hasta debajo de la barbilla.
3. Puedes enjuagar o dejar el gel toda la noche.

TIP: Cómo realizar un masaje efectivo en el área del cuello y el pecho.

Además de sus efectos relajantes, los masajes tienen enormes beneficios en la belleza. Esto se debe a que promueven la circulación de la sangre y estimulan la producción de colágeno y la renovación de las células. Hay ciertas maneras de realizarlos en esta zona para obtener mejores resultados.

Hoy en día existen varios utensilios para masajear, desde los rodillos de jade hasta los aparatos eléctricos que funcionan a base de vibración. Sin embargo, dar el masaje con tus dedos es suficiente para estimular el área.

1. Con tus dedos y utilizando algún ingrediente hidratante, como aceite de oliva o aloe vera, comienza en el centro de un pecho, masajea en movimientos circulares de 10 a 15 segundos; luego, en movimientos lineales desde la base hacia arriba.
2. Repite del otro lado.
3. Sigue con la parte alta del pecho, justo debajo de la base del cuello. Con las dos manos, masajea empezando en el centro con movimientos circulares que

progresan hacia fuera y hacia arriba. Continúa con estos movimientos por 20 segundos.

4. Pasa a la base del cuello y masajea con movimientos lineales, siempre desde la base hacia la mandíbula. Continúa por 20 segundos.

Receta de la abuela argentina: tratamiento de hierba mate

Puede que hayas escuchado sobre la bebida más popular de Argentina: el mate. ¿Pero sabías que esta hierba es un magnífico ingrediente en las recetas de belleza? Utiliza este secreto argentino para mejorar la firmeza de la zona del cuello y el pecho.

¿Qué dice la ciencia?

Además de los polifenoles que promueven la firmeza de la piel, el mate contiene vitaminas C y B1, y antioxidantes, que ayudan en la producción de colágeno.

1 manojo de hojas de mate

Agua

Aceite de oliva, ricino o jojoba

1. Remoja las hojas en agua hasta que absorban algo de líquido y se suavicen.
2. Haz una pasta con las hojas y un poco del agua en un molcajete o en un procesador de alimentos. Agrega el aceite de tu preferencia y mezcla bien.

3. Esparce la mezcla sobre tu cuello y pecho con los dedos. Espera de 10 a 15 minutos. Luego enjuaga bien con agua tibia.

Receta de la abuela chilena: mascarilla de uvas

Seguramente has oído hablar sobre las propiedades antioxidantes del vino, pero ¿has pensado en que las uvas tienen muchas de estas propiedades? Las chilenas de las zonas vinícolas han aprovechado las propiedades de las uvas para lucir un cutis juvenil por muchos años.

¿Qué dice la ciencia?

Las uvas rojas son ricas en minerales como el resveratrol y los taninos, que tienen propiedades antioxidantes, así como en aminoácidos y ácidos AHA que ayudan en la regeneración celular.

10 uvas rojas

Aceite de oliva o jojoba (opcional)

1. Utiliza un procesador de comida para crear una pulpa con las uvas. Puedes agregar un chorrito del aceite de tu preferencia.
2. Aplica la mezcla sobre el cuello y el pecho. Espera de 15 a 20 minutos; luego enjuaga bien con agua tibia.

Remedios para las arrugas

Las arrugas son una de las mayores preocupaciones cuando se trata del cuidado de la piel, ya que son la señal más notable de la edad. El cuello y el pecho son particularmente propensos a las arrugas, porque estas zonas no se humectan naturalmente como otras áreas del cuerpo y tienden a la resequedad. Además, es común que no les demos la misma atención que al cutis. Esto se puede exacerbar con:

- los daños por el sol;
- la mala postura;
- fumar.

Las arrugas se pueden prevenir con el cuidado adecuado; en caso de ya tenerlas, hay tratamientos caseros que ayudarán a mejorar su apariencia radicalmente.

Exfoliante de avena

La avena es lo suficientemente suave para exfoliar la piel del cuello. Mézclala con yogurt y miel para aumentar la hidratación y reducir la apariencia de arrugas.

¿Qué dice la ciencia?

La textura de la avena y el ácido láctico del yogurt exfolian la piel, mientras que la miel y las vitaminas E y D la hidratan a profundidad.

½ taza de avena

½ taza de yogurt

1 cucharada de miel

1. Mezcla bien los ingredientes en un recipiente hasta que la avena absorba el yogurt y se suavice.
2. Con tus dedos aplica la mezcla en el área realizando movimientos circulares. Continúa el masaje por 10 minutos asegurándote de cubrir bien todo el cuello y el pecho.
3. Después del masaje deja la mezcla por 10 minutos más para hidratar el área.
4. Enjuaga bien con agua tibia.

Exfoliante antioxidante de café

El café es un buen ingrediente para las arrugas, ya que tiene una función doble: es un antioxidante natural que ayuda a combatir el daño de los radicales libres, mientras que su textura ayuda a deshacerse de las células muertas y mejorar la apariencia de la piel. Mézclalo con el aceite de tu preferencia para hidratar.

¿Qué dice la ciencia?

La cafeína es un antioxidante natural que regenera la piel, promueve la producción de colágeno e hidrata, mientras que los ácidos grasos del aceite mantienen la piel humectada y mejoran su textura.

½ taza de café molido

½ taza de aceite de oliva, coco o jojoba

1. Mezcla los ingredientes en un recipiente hasta obtener la consistencia de una pasta. Agrega más aceite si es necesario.
2. Utiliza tus dedos para exfoliar con movimientos circulares; empieza en la parte inferior del pecho y avanza hacia el cuello. Exfolia por 5 minutos.
3. Enjuaga con agua tibia.

Mascarilla de pepino

El pepino promueve la regeneración de la piel y es un humectante natural. Mézclalo con aceite de almendra y huevo para crear una mascarilla refrescante ideal para el cuello y el pecho.

¿Qué dice la ciencia?

El pepino y el aceite tienen propiedades humectantes, mientras que el ácido láctico del yogurt remueve células muertas y permite que la piel absorba la humedad. La proteína del huevo ayuda a estimular la producción de colágeno y le da más firmeza a la piel.

½ pepino mediano

1 yema de huevo

1 cucharada de aceite de almendra

2 cucharadas de yogurt

1. Ralla el pepino en un recipiente.
2. Separa la yema de un huevo y agrégala al pepino. Guarda la clara para otro uso.
3. Agrega el aceite de almendra y el yogurt, y mezcla bien.
4. Utiliza tus dedos para aplicar la mascarilla y masajea el área con movimientos circulares; comienza en la parte inferior de tu pecho y continúa hacia arriba.
5. Espera 20 minutos; luego enjuaga con agua tibia.

Mascarilla de claras de huevo

Aprovecha las propiedades de la clara de huevo para promover la firmeza de la piel y mejorar la apariencia de las arrugas. Los efectos de este remedio serán visibles de inmediato, pero es importante aplicarlo con frecuencia para que sean duraderos.

¿Qué dice la ciencia?

La clara de huevo tiene altas cantidades de proteína y lípidos, que son esenciales para la firmeza y elasticidad de la piel del cuello.

1 clara de huevo

1. En un recipiente, bate ligeramente la clara de huevo hasta que comience a formar una espuma.

2. Utiliza tus dedos para aplicarla sobre el pecho y el cuello masajeando con movimientos circulares.
3. Espera 20 minutos. Luego enjuaga con agua.

Remedio de la abuela peruana: tratamiento de maca

La maca es una conocida *superfood* que abunda en las cordilleras de Perú. Además de sus grandes beneficios en la alimentación, su aplicación tópica promueve la firmeza y la hidratación de la piel.

¿Qué dice la ciencia?

La maca (también conocida como *ginseng* peruano) contiene vitaminas C, D y E, que ayudan en la producción de colágeno.

2 cucharadas de aceite de coco
2 cucharadas de maca en polvo
2 cucharadas de cacao

1. Calienta el aceite de coco por unos segundos en el microondas hasta que se suavice.
2. Agrega el cacao y la maca, y mezcla bien.
3. Masajea la mezcla en el cuello y el pecho con movimientos circulares por 10 minutos.
4. Enjuaga con agua tibia.

Conclusión

Utiliza estos remedios caseros tanto para mejorar el aspecto del cuello y el pecho como para mantener una apariencia joven y vital. Estos son algunos hábitos que puedes adoptar como complemento de los tratamientos que hagas en casa:

- Cuida tu postura. Muchas de las líneas del cuello aparecen porque adoptamos cierta postura con bastante frecuencia —por ejemplo, voltear hacia abajo para ver el celular o la pantalla de una computadora—, y esto hace que aparezcan líneas y arrugas permanentemente. Procura mantener el cuello recto para evitarlas.
- Haz ejercicios de resistencia enfocados en el pecho. Esto tonificará los músculos y ayudará a mantener su forma y firmeza.
- Toma suficiente agua para mantener la piel hidratada en general.
- Cuida tu posición al dormir. Acostarse de lado puede causar arrugas en el pecho y el cuello. Intenta acostarte boca arriba con la cabeza ligeramente elevada.
- No olvides aplicar bloqueador solar en el cuello y el pecho cada vez que salgas de tu casa.

5

Remedios caseros para manos, uñas y cutículas

E
l cuidado de las manos es una parte importante de cualquier régimen de salud y belleza, aunque muchas veces lo pasamos por alto. Tener manos cuidadas y pulidas te dará un aspecto más higiénico, refinado y elegante. La falta de atención a las uñas y a las manos resulta en uñas quebradas, cutículas secas y piel que luce poco saludable, e, incluso, con manchas que indican la edad. En este capítulo, te daré las mejores recomendaciones para tener manos suaves y uñas cuidadas, así como los remedios caseros que solucionarán cualquier problema en esta área.

Los ingredientes más efectivos para el cuidado de uñas, cutículas y manos son aquellos con propiedades hidratantes y antibacterianas, que ayudan a fortalecer la uña, hidratar la piel y prevenir cualquier tipo de infección. La manera más fácil de mantener unas uñas y cutículas sanas es hidratarlas y no maltratarlas cuando las cortamos o cuando utilizamos esmaltes y productos abrasivos. Para el cuidado de las manos, te recomiendo tres tipos de tratamientos:

- *Exfoliantes.* La exfoliación es una parte importante del cuidado de las manos, ya que promueve la regeneración de la piel, elimina las células muertas y mejora la apariencia de las manchas. Como la piel de las manos es más resistente que la del rostro, puedes utilizar ingredientes con mucha textura, como azúcar y sal. Recuerda: ¡aplica humectante siempre después de exfoliar!

- *Tratamientos humectantes y mascarillas.* Aunque la humectación debe ser una parte regular de tu régimen de cuidado, aplicar una mascarilla con cierta frecuencia ayudará a mantener las manos bien hidratadas y a tratar cualquier irritación causada por la resequedad. Cuando utilices mascarillas es recomendable cubrir las manos con guantes de plástico para que la piel absorba los ingredientes adecuadamente.

- *Baños para uñas.* Sumergir la punta de tus dedos —es decir, la uña y cutícula— en una solución con propiedades hidratantes y medicinales te ayudará a mantenerlas en el mejor estado posible, así como a tratar o prevenir infecciones y hongos.

Remedios para la resequedad de las manos

Uno de los problemas más comunes en el cuidado de las manos es la humectación. Particularmente para quienes viven en climas muy fríos o secos, la resequedad puede causar irritación, comezón e incluso piel agrietada, que puede ser muy dolorosa. Las causas principales de la resequedad en las manos son:

- el clima y el medio ambiente;
- lavar las manos con demasiada frecuencia o con jabones abrasivos;
- algunas condiciones médicas, como dermatitis atópica, diabetes o psoriasis;
- deshidratación.

Para prevenir la resequedad, asegúrate de utilizar jabón neutro y humectante natural con frecuencia.

Exfoliante hidratante de azúcar y aceite

Combinar azúcar con aceite de oliva te brinda exfoliación e hidratación en una sola receta. La textura del azúcar hace que tus manos queden suaves y sin ningún rastro de células muertas. Puedes extender este exfoliante hasta los codos para mejorar la apariencia de la piel.

¿Qué dice la ciencia?

La textura de los cristales del azúcar es ideal para las manos, mientras que la vitamina E y los ácidos grasos del aceite las dejarán suaves e hidratadas.

½ taza de azúcar
¼ taza de aceite de oliva o coco
10 gotas de aceite esencial de lavanda o limón

1. Mezcla todos los ingredientes en un recipiente hasta obtener una consistencia uniforme.
2. Aplica en las manos secas y frota en movimientos circulares, concentrándote especialmente en el dorso de la mano y en la parte inferior de los dedos, donde se pueden formar callos.
3. Enjuaga con agua y aplica un humectante.

Exfoliante de almendras y miel

En esta receta, las almendras y la leche funcionan como exfoliantes, mientras que la miel hidrata y limpia las manos. Asegúrate de utilizar miel pura de abeja para obtener mejores resultados.

¿Qué dice la ciencia?

La textura de las almendras pulverizadas es ideal para la piel de las manos y lo suficientemente suave para manos demasiado resecas. Las almendras también aportan ácidos grasos que humectan, mientras que el ácido láctico de la leche ayuda a mejorar la apariencia de las manchas. La glucosa de la miel sella la hidratación en tu piel.

10-15 almendras enteras
1 cucharada de miel pura de abeja
Un chorrito de leche

1. Utiliza un procesador de alimentos para moler las almendras hasta crear un polvo. No pulses demasiado;

no debe convertirse ni en harina ni en una pasta, sino que deben quedar trozos pequeños de almendra. También puedes picarlas finamente con un cuchillo.

2. Transfiere el polvo de almendra a un recipiente y agrega la miel. Añade suficiente leche para crear una pasta y mezcla bien.

3. Aplica en las manos secas y frota en movimientos circulares, concentrándote especialmente en el dorso de la mano y en la parte inferior de los dedos donde se pueden formar callos.

4. Enjuaga con agua y aplica un humectante.

Exfoliante de café

La textura del café es ideal para la piel de las manos, ya que ayuda a eliminar las células muertas causadas por la resequedad, que resulta en una apariencia desagradable. Combina el café con un ingrediente humectante, como el aceite de coco, para conseguir unas manos suaves.

¿Qué dice la ciencia?

La textura del café molido ayuda a eliminar cualquier célula muerta y a promover la regeneración de la piel de las manos; además, tiene antioxidantes que mantendrán la apariencia joven de esta zona. El aceite de coco hidrata profundamente y sella la humectación en la piel.

¼ de taza de deshechos de café o café molido

¼ de taza de aceite de coco

5-6 gotas del aceite esencial de tu preferencia

1. Mezcla el café, el aceite de coco y el aceite esencial en un recipiente hasta obtener una consistencia uniforme.
2. Aplica la mezcla sobre las manos limpias y masajea en movimientos circulares de 20 a 30 segundos.
3. Enjuaga con agua tibia, seca bien y sigue con un humectante.

Exfoliante de avena

La avena funciona como un elemento exfoliante menos abrasivo que los cristales de la sal o del azúcar; razón por la cual, este remedio es ideal para manos con piel agrietada o irritada. Puedes utilizar un procesador de alimentos para pulverizar la avena o usar las hojuelas enteras para un exfoliante más intenso.

¿Qué dice la ciencia?

La avena y la leche exfolian de manera suave gracias a la textura de la avena y al ácido láctico de la leche, mientras que la miel repara cualquier daño en la piel y previene infecciones que pueden ser consecuencia de la piel agrietada o dañada.

2 cucharadas de avena

2 cucharadas de miel

3 cucharadas de leche caliente

1. Si así lo deseas, utiliza un procesador de alimentos para moler la avena hasta crear un polvo fino.

2. Coloca la avena en un recipiente y agrega la miel y la leche para crear una consistencia pastosa. Si es necesario agrega más leche.

3. Aplica en las manos secas y frota en movimientos circulares, concentrándote especialmente en el dorso de la mano y en la parte inferior de los dedos donde se pueden formar callos.

4. Enjuaga con agua y aplica un humectante.

Mascarilla humectante de aceite

Los aceites vegetales están llenos de elementos humectantes. Dejar el tratamiento por un período extendido de tiempo permite aprovechar sus propiedades al máximo. Este tratamiento es ideal para piel agrietada o demasiado reseca porque es un humectante intensivo.

¿Qué dice la ciencia?

Los aceites vegetales contienen mucha vitamina E y ácidos grasos que hidratan la piel profundamente y sellan la capa exterior para mantener tus manos hidratadas y suaves.

¼ de taza de aceite de coco, oliva o almendra

1. Unta tus manos con el aceite de tu preferencia y cúbrelas con guantes.

2. Espera de 20 a 30 minutos y luego enjuaga con agua. Puedes dejar el tratamiento toda la noche.

Mascarilla de avena y coco

Utiliza esta mascarilla para hidratar la piel de tus manos profundamente y prevenir la resequedad, ya que sus ingredientes ayudan a suavizar la piel, proteger su barrera y aliviar la irritación.

¿Qué dice la ciencia?

La avena contiene avenantramida, un compuesto con efectos calmantes y restauradores que la hacen un ingrediente ideal para tratar la irritación, mientras que el aceite de coco promueve la hidratación y protege la piel delicada de las manos.

2 cucharadas de avena
1 cucharada de aceite de coco

1. Muele la avena en un procesador de alimentos hasta crear un polvo.
2. Transfiere el polvo de avena a un recipiente y agrega el aceite de coco. Mezcla bien hasta obtener una consistencia uniforme.
3. Aplica la mezcla en tus manos y cúbrelas con guantes. Espera 15 minutos y luego enjuágalas bien.

Mascarilla de aguacate y yogurt

Esta mascarilla es ideal para quienes tengan resequedad crónica y piel agrietada, ya que sus ingredientes ayudan a sellar la hidratación y aliviar la irritación en la piel de las manos. Para obtener mejores resultados, cubre tus manos con guantes de plástico para que la mascarilla se absorba.

¿Qué dice la ciencia?

El aguacate y el aceite de oliva son altos en ácidos grasos y omega 3, que penetran la capa exterior de la piel para hidratarla profundamente, mientras que la riboflavina del yogurt la humecta y la protege.

½ aguacate maduro

1 cucharada de aceite de oliva

2 cucharadas de yogurt natural

10 gotas de aceite esencial de lavanda

1. Coloca el aguacate en un recipiente y utiliza un tenedor para crear un puré.
2. Agrega el yogurt, el aceite de oliva y el aceite esencial. Mezcla bien hasta obtener una consistencia uniforme.
3. Aplica la mezcla en tus manos y cúbrelas con guantes de plástico y una toalla humedecida en agua caliente. Espera 20 minutos para que los ingredientes se absorban bien.
4. Enjuaga con agua.

Receta de la abuela venezolana: mascarilla para las manos

Las mujeres venezolanas son conocidas por su belleza y su extremo cuidado personal. Uno de los factores más importantes para tener una apariencia joven son las manos. Utiliza este secreto venezolano para mantener tus manos frescas, sin manchas y con una textura suave.

¿Qué dice la ciencia?

La maicena o fécula de maíz es un astringente natural que contiene vitamina E y antioxidantes. Éstos ayudarán a eliminar las manchas de la piel. Mezcla la maicena con un poco de miel para agregarle propiedades hidratantes a tu mascarilla.

2 cucharadas de maicena

1 cucharada de miel

Aceite de oliva

1. Mezcla la maicena y la miel en un recipiente pequeño. Agrega suficiente aceite hasta crear una consistencia uniforme y adecuada para cubrir las manos.
2. Cubre tus manos con la mascarilla. Puedes envolverlas en plástico o con guantes para aumentar sus efectos.
3. Espera 20 minutos y luego enjuaga bien con agua tibia.

Remedios para las manchas

Las manchas en las manos son indicadoras de la edad y le pueden dar a nuestras manos un aspecto más viejo y desgastado. Estas manchas surgen por la sobreproducción de melanina en algunas células; el resultado es una pigmentación obscura y sus causas principales son:

- exposición al sol;
- edad;
- genética.

Puedes evitar las manchas prematuras si aplicas bloqueador a diario y mantienes tus manos hidratadas. Afortunadamente, hay muchos remedios caseros que puedes utilizar para reducirlas si ya aparecieron.

Exfoliante para las manchas

Los ingredientes de este exfoliante ayudan a eliminar y mejorar la apariencia de las manchas en las manos, así como a eliminar las células hiperpigmentadas que las componen. Utilízalo diariamente para lucir unas manos perfectas.

¿Qué dice la ciencia?

La sal y el azúcar eliminan las células muertas y ayudan a reducir las manchas, mientras que el ácido cítrico del limón aclara la piel. Los ácidos grasos y la vitamina E del aceite humectan la piel para prevenir el daño a futuro.

1 cucharada de aceite de oliva o coco

1 limón

¼ taza de azúcar

¼ taza de sal de mar

1. Mezcla todos los ingredientes en un recipiente hasta obtener una consistencia uniforme.
2. Aplica en las manos secas y frota en movimientos circulares, concentrándote particularmente en el dorso de la mano y en donde haya manchas.
3. Enjuaga con agua y aplica un humectante.

Quitamanchas de cebolla

Aunque el olor puede ser desagradable, la cebolla es uno de los ingredientes más efectivos para eliminar las manchas de la piel. Para contrarrestar el olor, frota tus manos con unas gotas de jugo de limón y luego enjuágalas. ¡El limón también ayudará a eliminar manchas!

¿Qué dice la ciencia?

El azufre que contiene la cebolla ayuda a eliminar células muertas y a regenerar la piel. La naturaleza ácida de la cebolla también le da propiedades exfoliantes.

OPCIÓN 1

Media cebolla pequeña

1. Toma la mitad de la cebolla, del lado partido, y frótala sobre el área con manchas 3 veces al día hasta que comiencen a desaparecer.

OPCIÓN 2

¼ de cebolla
2 cucharadas de miel

1. Ralla toda la cebolla en un recipiente.
2. Extrae el jugo de la cebolla con un colador o una tela.
3. Mezcla el jugo con la miel.
4. Con las manos limpias, aplica la mezcla en el área con manchas. Espera 15 minutos antes de enjuagar bien con agua y lavar con jabón neutro.

Tratamiento de limón y bicarbonato para las manchas

Este tratamiento es ideal para quienes tengan manchas en la piel, ya que juntos, el limón y el bicarbonato las eliminan y promueven la regeneración celular. Sin embargo, quienes sufran de piel agrietada o irritada deben evitarlo para no provocar más irritación.

¿Qué dice la ciencia?

La vitamina C del limón y las propiedades del bicarbonato de sodio renuevan la piel y reducen las manchas, mientras que el agua de rosas tiene efectos reparadores que ayudan a lucir unas manos lisas y con un aspecto joven.

2 limones

1 cucharada de bicarbonato de sodio

1 cucharada de agua de rosas (ver receta en página 55)

1. Mezcla todos los ingredientes en un recipiente.
2. Aplica directamente en las manos, concentrándote en el dorso y donde haya manchas.
3. Cubre tus manos con guantes y espera 15 minutos; luego enjuaga con agua.

Blanqueador de uñas

Si utilizas esmaltes oscuros con mucha frecuencia es probable que tus uñas tengan descoloración y se vean amarillentas. Esta solución mejorará su apariencia y las blanqueará, pero no es recomendable si tienes partes cortadas en la cutícula o alrededor de las uñas.

¿Qué dice la ciencia?

El limón y el bicarbonato de sodio funcionan en conjunto para remover cualquier mancha o descoloración de la uña y darle un tono uniforme y una punta blanca.

1 limón

1 cucharita de bicarbonato de sodio

Agua tibia

1. Pon todos los ingredientes en un plato hondo pequeño y mezcla bien.

2. Sumerge tus uñas por completo en la solución de 10 a 15 minutos; luego enjuaga con agua.

TIP: ¡Sé paciente!

Aunque casi cualquiera de las afecciones que abordamos en este libro requiere de un tratamiento constante por un período extendido, quizá las manchas sean el mejor ejemplo. Usar estos remedios sólo una vez no te dará resultados visibles. Debes preparar las recetas y aplicarlas en el área afectada idealmente a diario para eliminar manchas y tener manos que luzcan jóvenes y radiantes. Aunque a todos nos gustaría obtener resultados instantáneos, debes practicar la paciencia y la constancia para lograr los efectos que quieres. También recuerda la importancia del cuidado preventivo —que es el mejor en el caso de las manchas—. Siempre aplica un bloqueador solar en las manos, ya que es un área que con frecuencia pasamos por alto, pero que está expuesta a la radiación del sol constantemente.

Remedios para uñas débiles y resecas

Cuando no le damos la atención necesaria a nuestras uñas, pueden terminar rotas o presentar demasiada resequedad. Además de ser incómodas, las uñas quebradas les dan una apariencia descuidada a las manos. Algunas de las causas de la debilidad de las uñas son:

- mala alimentación, falta de proteína y de algunas vitaminas;
- utilizar esmaltes de gel o *shellac*;
- exposición a químicos en el agua o productos de limpieza;
- deshidratación;
- algunas condiciones médicas.

Puedes fortalecer tus uñas con remedios caseros que promueven la hidratación.

TIP: Anatomía de las uñas.

El mantenimiento de las uñas es importante, pero la mayoría de las personas no saben identificar sus partes ni cómo cuidarlas adecuadamente. Conocer la anatomía de tu uña te ayudará a darle el cuidado necesario. La uña en sí —la parte dura que tanto cuidamos— se llama placa ungueal y está compuesta de queratina. Está rodeada por piel y por la cutícula, una capa protectora que sella el espacio entre la piel y la uña para prevenir la entrada de bacterias infecciosas entre la uña y el hueso. La parte superior se llama borde libre y es la punta que se separa de la piel después de cierto crecimiento. Este borde sirve para proteger el resto de la uña. La parte inferior, donde por lo general hay una sección en forma de medialuna en un tono más claro, se llama lúnula. Esta zona es el crecimiento más nuevo y es particularmente sensible; por lo tanto, hay que tener cuidado al pulir o empujar la cutícula.

Baño de cerveza para uñas

Aunque parezca extraño, los componentes de la cerveza son un remedio excelente para las uñas débiles y resecas. Aún más cuando se mezcla con ingredientes hidratantes para crear un remedio humectante y fortificante.

¿Qué dice la ciencia?

La cerveza contiene silicio, un elemento químico que ayuda a fortalecer el pelo y las uñas. El aceite de oliva hidrata la uña y la cutícula, mientras que el vinagre de cidra de manzana mejora el color y previene cualquier infección.

2 cucharadas de aceite de oliva

1 taza de cerveza

1 cucharada de vinagre de cidra de manzana

1. Calienta el aceite de oliva por 10 segundos en el microondas. Mezcla el aceite, la cerveza y el vinagre en un recipiente pequeño y hondo.
2. Sumerge tus uñas en la mezcla de 15 a 20 minutos asegurándote de cubrirlas por completo.
3. Enjuaga con agua y jabón.

Infusión de miel y limón para las uñas

Este tratamiento es ideal para las uñas dañadas por el uso de productos como esmaltes de gel o *shellac*, ya que tiene propiedades reparadoras y ayuda a corregir la descoloración. Utilízalo con frecuencia para obtener mejores resultados.

¿Qué dice la ciencia?

La glucosa de la miel sella la uña y la cutícula para retener la humedad y prevenir el quiebre. El ácido cítrico del limón reduce las manchas y mejora la apariencia general de la uña y la cutícula.

2 cucharadas de miel

1 limón

1. Mezcla la miel y el jugo del limón en un recipiente.
2. Aplica la mezcla sobre las uñas y las cutículas. Masajea bien para promover la absorción de los ingredientes.
3. Deja la mascarilla sobre las uñas de 10 a 15 minutos.
4. Lava bien con agua y jabón neutro.

Mascarilla de huevo y leche

Aplica esta mascarilla en tus uñas cuando presenten quiebres y resequedad. El huevo fortalece las uñas, mientras que la leche mejora la textura en general.

¿Qué dice la ciencia?

El huevo está lleno de proteínas y lípidos que ayudan a fortalecer y humectar la uña, mientras que el ácido láctico de la leche mejora su apariencia y corrige cualquier descoloración provocada por el maltrato o por el uso de esmaltes.

1 yema de huevo

2 cucharadas de leche

1. En un recipiente pequeño y profundo, mezcla bien la leche y el huevo.
2. Sumerge tus uñas en la mezcla asegurándote de cubrirlas por completo.
3. Espera de 15 a 20 minutos; luego lava bien con agua y jabón.

TIP: Evita que tu uña se quiebre.

Todos conocemos ese doloroso momento en el que hacemos algún movimiento o nuestra uña se atora y terminamos con una uña quebrada. Además de ser poco estético, tener una uña rota puede ser muy doloroso. Aparte de los remedios y las medidas para fortalecer las uñas, la mejor manera de prevenir el quiebre es mantenerlas en un largo adecuado. Deben tener un borde blanco delgado, pero no debe sobrepasar el dedo por más de unos milímetros.

Receta de la abuela dominicana: tratamiento para fortalecer las uñas

Las uñas largas y sin quiebres hacen que las manos tengan una apariencia más elegante. Prueba esta receta de la República Dominicana para fortalecer tus uñas.

¿Qué dice la ciencia?

El ajo contiene selenio y otros antioxidantes que fortalecen las uñas. Además, sus propiedades antibacterianas previenen cualquier infección.

1 ajo
Esmalte de uñas transparente

1. Corta un ajo en pedazos pequeños y sumérgelos en el esmalte transparente. Deja reposar por una semana.
2. Aplica el esmalte con infusión de ajo en tus uñas una vez a la semana.

Remedios para cutículas resecas

La cutícula es la piel suave que rodea la uña y actúa como una barrera protectora para prevenir la entrada de bacterias. Tener uñas y cutículas hidratadas es señal de buena salud. Las causas de las cutículas resecas o partidas son:

- cortar la cutícula: es preferible empujarla con un palillo;

- utilizar quitaesmalte o gel antibacteriano con mucha frecuencia;
- no humectar bien las manos;
- la deshidratación;
- el clima y factores medioambientales;
- morder la cutícula o la uña;
- algunos medicamentos.

Para prevenir la resequedad, asegúrate de utilizar un humectante con frecuencia y nunca cortar la cutícula.

Tratamiento para cutículas y para fortalecer las uñas

Utiliza aceites vegetales para humectar la cutícula, promover el crecimiento de la uña, fortalecerla y lucir las mejores manos.

¿Qué dice la ciencia?

Tus uñas y cutículas absorben los humectantes de la vitamina E y los ácidos grasos de los aceites, esto las mantiene fuertes e hidratadas.

2 cucharadas de aceite de oliva

2 cucharadas aceite de coco

10 gotas de aceite esencial de lavanda

1. Mezcla todos los ingredientes en un recipiente pequeño y hondo adecuado para el microondas. Caliéntalos por 10 segundos.

2. Asegúrate de que la mezcla no esté demasiado caliente; luego, sumerge tus dedos allí por 10 minutos. Procura que el aceite cubra toda la uña y la cutícula.

3. Después de este tiempo, masajea el aceite remanente en tus uñas y cutículas. Para obtener mejores resultados, no enjuagues y deja el aceite toda la noche.

4. Puedes vaciar el resto de la mezcla en un gotero y aplicar una gota en cada uña por las noches.

Hidratación con aceite de coco

La textura y densidad del aceite de coco lo hacen un tratamiento fácil e ideal para el área de la cutícula. Aplícalo con un masaje todas las noches para obtener mejores resultados.

¿Qué dice la ciencia?

Los ácidos grasos del aceite de coco mantienen la cutícula hidratada y la protegen del daño y el quiebre, mientras que el ácido láurico ayuda a prevenir cualquier infección que pueda surgir por cortadas en esta zona.

1 cucharada de aceite de coco

1. Utiliza tus dedos para aplicar el aceite de coco a cada cutícula individualmente. Masajea el área para promover la circulación de la sangre y la absorción de los nutrientes del aceite.

2. Para obtener mejores resultados, no enjuagues y deja que el aceite se absorba por la noche. Repite todas las noches.

Remedios para hongos e infecciones

Los hongos pueden causar molestias e interferir en nuestras tareas del día a día; afortunadamente, son una condición común que se puede evitar con el cuidado apropiado. Los hongos, por lo general, comienzan como una mancha blanca o amarilla pequeña que puede esparcirse a toda la uña e, incluso, a otras uñas, y causar cambios en su color, textura y apariencia. Surgen cuando una bacteria se inserta en el espacio entre la uña y el dedo y las condiciones permiten que crezca y se convierta en una infección. Algunas de sus causas son:

- humedad;
- nadar en piscinas públicas;
- utilizar uñas postizas;
- diabetes;
- mala circulación;
- cortadas alrededor de la uña que son propensas a infección.

Los hongos suelen ser un problema recurrente y difícil de tratar; por eso, estos remedios con ingredientes antibacterianos y antisépticos se deben aplicar diariamente hasta eliminar la infección por completo.

Tratamiento de aceite de árbol de té

Mezcla este aceite esencial con aceite de coco para tratar cualquier hongo.

¿Qué dice la ciencia?

El aceite de árbol de té es uno de los mejores antisépticos naturales: muchos estudios demuestran que es igual de efectivo que los tratamientos farmacéuticos más comunes.

1 cucharadita de aceite de coco
10 gotas de aceite árbol de té

1. En un recipiente mezcla los dos aceites.
2. Utiliza una bola de algodón o hisopo para aplicar el tratamiento en la uña afectada, asegurándote de aplicar en la parte superior de la uña y cubrir la cutícula por completo. Deja que el aceite se absorba.

Solución antihongos

El vinagre de cidra de manzana es un remedio efectivo para los hongos, pero es importante diluirlo en agua antes de aplicarlo en el área afectada.

¿Qué dice la ciencia?

El vinagre de cidra de manzana tiene una alta concentración de ácido acético, un componente con propiedades antibacterianas que funciona para tratar cualquier hongo o infección.

¼ de taza de vinagre de cidra de manzana
1 taza de agua

1. Coloca los ingredientes en un recipiente pequeño y hondo.
2. Sumerge la uña o uñas afectadas en la solución por 20 minutos. Repite todos los días para obtener los resultados deseados.

Tratamiento con ajo

El ajo es un antibiótico natural que ayuda a fortalecer el sistema inmunitario. Cuando lo aplicas tópicamente sirve para tratar cualquier infección superficial de la piel.

¿Qué dice la ciencia?

El ajo contiene alicina, que le da sus propiedades antibacterianas, y selenio, que fortalece la uña y promueve su crecimiento.

2 dientes de ajo pelados

1. Pica el ajo finamente o utiliza un exprimidor de ajos para crear una pasta.
2. Aplica el ajo directamente en la uña afectada. Espera 30 minutos y luego enjuaga con agua.
3. Úsalo diariamente para obtener mejores resultados.

Receta de la abuela cubana: solución antihongos

Esta receta es tradicional en Cuba y solucionará cualquier problema de hongos en las uñas. Úsala todos los días para ver buenos resultados.

¿Qué dice la ciencia?

El vinagre contiene ácido acético, que elimina las bacterias y funciona como antibiótico, mientras que el bicarbonato ayuda a fortalecer y blanquear las uñas.

2 cucharadas de vinagre

2 cucharadas de bicarbonato de sodio

2 tazas de agua

1. En dos recipientes hondos separados coloca el vinagre y el bicarbonato de sodio. Agrega agua a cada recipiente para crear una solución.

2. Remoja la uña afectada en la solución de vinagre por 5 minutos. Después, remójala en la solución de bicarbonato por otros 5 minutos.

TIP: Cómo hacerte un *manicure* en casa.

A todos nos gusta consentirnos de vez en cuando y acudir a un *spa* a que le den un tratamiento especial a nuestras uñas y pies. Pero es bueno saber cómo hacerlo nosotros mismos para esos días en los que tenemos poco tiempo o queremos ahorrar en este tipo de gastos. Sólo necesitas algunas herramientas básicas y 20 minutos para lucir uñas limpias y cuidadas. Estas son mis recomendaciones para hacerte tu propio *manicure*. Primero, asegúrate de tener los utensilios necesarios, que puedes conseguir en cualquier farmacia:

Cortaúñas y lija
Un palillo de madera o plástico diseñado para empujar
    la cutícula
Acetona y algodón
Pulidor de uñas
Esmalte (opcional)

1. Comienza por cortar o lijar tus uñas, dependiendo del largo y tu preferencia. Procura no cortarlas demasiado y crea una forma cuadrada con las esquinas redondeadas.
2. Sumerge tus uñas en una de las soluciones que vienen en este capítulo para suavizar la cutícula. Según las necesidades de tus uñas, elige una solución hidratante, fortificante o antimanchas.

3. Utiliza el palillo para empujar la cutícula hacia la base de la uña.

4. Sigue con un exfoliante. Aplícalo en movimientos circulares, concentrándote en el dorso de la mano y en la unión entre los dedos y las palmas, en donde suelen aparecer callos. Enjuaga con agua y seca bien con una toalla limpia.

5. Continúa con el humectante o una mascarilla. Puedes utilizar guantes por unos 10 minutos para asegurarte de que los ingredientes se absorban.

6. Remueve el humectante de las uñas con una bola de algodón y un poco de acetona. Alísalas con el pulidor en movimientos horizontales cortos y ligeros, sin poner demasiada presión.

7. Si lo deseas, cubre la uña con un esmalte base antes de agregar color.

Conclusión

Integrar este régimen de cuidado en tu rutina diaria te permitirá lucir unas uñas y manos saludables y radiantes. Ahora que tienes todos los datos científicos para preparar los remedios en casa, toma en cuenta estas recomendaciones y recetas. También atrévete a experimentar y crear tus propios remedios a partir de estos ingredientes y según tus necesidades. Además de los tratamientos en este capítulo, sigue estas indicaciones para prevenir cualquier padecimiento o problema:

- Utiliza bloqueador solar con SPF 30 en las manos todos los días para prevenir las manchas y la resequedad.

- Asegúrate de esterilizar las herramientas que utilices en el cuidado de las uñas, como el cortador o la lija, ya que pueden almacenar microorganismos que causan hongos. Si acudes a un manicurista, asegúrate de que sea un profesional confiable que siga las normativas de higiene y salud.

- Nunca cortes la cutícula; utiliza un suavizador y luego empújala utilizando un palillo.

- Evita esmaltes de gel o *shellac*, y siempre aplica un esmalte de base antes de aplicar cualquier color. No dejes el color por demasiado tiempo y nunca te arranques el esmalte. Remuévelo con acetona o un producto especial después de dos semanas como máximo.

- Consume suficiente proteína en tu dieta para asegurarte de que tus uñas crezcan fuertes, resistentes y sin quiebres.

- Aplica un humectante de manera regular, sobre todo si vives en climas fríos y secos, para evitar padecimientos extremos en las manos.

6

Remedios caseros
para el cuerpo

———

Darle el cuidado apropiado a nuestro cuerpo es una parte
fundamental de cualquier rutina de salud y belleza. El elemento principal de este cuidado es la piel, el órgano más grande
del cuerpo, que protege al resto de nuestros órganos. La piel se
regenera y crece constantemente: a diario, tu cuerpo desecha
células muertas y produce nuevas. Es importante darle el cuidado adecuado para que luzca lo mejor posible y tenga una apariencia saludable, vital y radiante. En este capítulo, hablaremos
de los principales aspectos del cuidado corporal y los mejores
remedios caseros que puedes integrar en tu rutina, así como las
razones científicas por las que algunos ingredientes que tienes en tu casa son ideales para combatir resequedad, celulitis,
malos olores y más.

Dependiendo de tu preocupación, busca ingredientes humectantes, calmantes, antioxidantes y antibacterianos para
tratar estos problemas. Hay varios tipos de tratamientos que
puedes utilizar para lucir tu mejor piel posible:

- *Baños medicinales.* Para problemas como la resequedad, la irritación o las reacciones alérgicas, puedes uti-

lizar baños medicinales. Este tratamiento consiste en sumergir tu cuerpo entero en una infusión de agua con ingredientes calmantes e hidratantes.

- *Exfoliantes*. Exfoliar la piel promueve la circulación de la sangre y la regeneración de las células; por lo cual, es un excelente remedio para tratar la piel seca, hidratarla y reducir la apariencia de la celulitis.
- *Humectantes y body wraps*. La humectación es importante para tu cuerpo y ayudará a prevenir y combatir problemas como la resequedad, la celulitis, la descoloración y cualquier tipo de irritación. Asegúrate de humectar tu piel a diario para obtener mejores resultados. Una buena manera de hacerlo es utilizando envueltos o *body wraps,* que consisten en aplicar una mezcla de ingredientes y cubrir el área con una envoltura de plástico que permite al cuerpo absorber los ingredientes para que actúen efectivamente.

Remedios para la piel reseca

La resequedad en la piel es una de las preocupaciones más grandes y comunes. Hay personas que tienden más hacia la resequedad que otras, pero casi todas la padecen en algún momento. Aunque la piel del cuerpo es menos sensible y delicada que la de otras áreas —como la cara, el cuello y las manos— también necesita cuidado y atención para mantenerse hidratada. La piel se reseca cuando la capa exterior no retiene suficiente humedad. Algunas de sus causas son:

- utilizar jabones muy abrasivos;
- algunas condiciones médicas;

- daño por químicos presentes en el agua que utilizamos para lavar el cuerpo;
- bañarse con agua demasiado caliente;
- genética;
- clima frío o seco.

Hay muchos remedios caseros sencillos y naturales que puedes utilizar para aliviar y prevenir la resequedad en la piel.

Exfoliante humectante de azúcar

Este exfoliante ayuda a desechar células muertas y permite que tu piel absorba la hidratación y se vea humectada y suave.

¿Qué dice la ciencia?

Los cristales del azúcar ayudan a remover la piel muerta; la vitamina E y los ácidos grasos del aceite humectan la piel; la glucosa en el azúcar sella la hidratación y promueve la firmeza.

1 taza de azúcar (puedes utilizar morena, refinada o turbinado)

1 cucharada de vainilla

3-5 cucharadas de aceite de oliva o jojoba

1. Coloca el azúcar y la vainilla en un recipiente. Agrega el aceite, una cucharada a la vez, mezclando después de cada cucharada hasta obtener una consistencia arenosa. La mezcla no debe quedar muy líquida.

2. Aplica el exfoliante en todo el cuerpo concentrándote en los hombros, las rodillas y los codos.

3. Enjuaga bien y aplica un humectante.

Aceite corporal

Combinar aceites vegetales y esenciales es uno de los mejores remedios para la piel reseca porque le permite aprovechar su gran variedad de vitaminas y nutrientes. Los mejores aceites para esta receta son los de oliva, coco, jojoba y aguacate.

¿Qué dice la ciencia?

Todos estos aceites son ricos en vitamina E y antioxidantes, que ayudan a sellar la capa externa de la piel y a retener la humedad para reparar el daño que puede venir de la resequedad causada por el sol o el medio ambiente.

½ taza de aceite de oliva, coco, jojoba o aguacate

15-20 gotas del aceite esencial de tu preferencia

1. Combina los aceites en un recipiente.

2. Para utilizar tu aceite corporal:

OPCIÓN 1

Aplica en todo el cuerpo después de bañarte y deja que se absorba.

OPCIÓN 2

Aplica unas gotas sobre las áreas resecas, como rodillas y
codos, para humectarlas.

OPCIÓN 3

Agrega unas gotas a la tina para humectar la piel mientras
tomas un baño.

Body wrap humectante

El aguacate y el aceite en este remedio casero te dejarán una piel
hidratada y luminosa. Aplica una cobertura de plástico para asegurarte de que tu piel se hidrate lo más posible.

¿Qué dice la ciencia?

Los ácidos grasos y la vitamina E del aguacate y el aceite de
oliva hidratan a profundidad la piel, mientras que el calcio
del yogurt promueve la regeneración de las células y le da
firmeza a la piel.

1-2 aguacates maduros

1 taza de yogurt

2 cucharadas de aceite de oliva

1. Parte los aguacates, ponlos en un recipiente y haz
   un puré con ellos. Agrega el yogurt y el aceite. Luego
   mezcla bien para integrar todo.

2. Cubre el área deseada con una capa gruesa del humectante y envuelve en plástico.
3. Espera de 30 a 40 minutos. Luego enjuaga con agua tibia.

Remedio de la abuela mexicana: tratamiento corporal de nopal

El nopal es una planta importante en la cultura mexicana, tanto por su uso en la cocina como por sus propiedades medicinales. Utiliza este tratamiento cuando necesites revitalizar la piel de tu cuerpo. Es un gran remedio para quemaduras y también puede ayudar a eliminar estrías.

¿Qué dice la ciencia?

El nopal contiene vitamina C, complejo B, vitamina A y minerales como calcio y magnesio, además de celulosa y aminoácidos que ayudan a reparar cualquier daño en la piel y promueven la regeneración celular.

3-4 pencas de nopal

1. Abre las pencas de nopal por el centro con un cuchillo. Luego, extrae el gel del interior con una cuchara.
2. Con tus dos manos, aplica el gel por todo el cuerpo concentrándote en áreas que se resecan con frecuencia, como las rodillas y los codos.

3. Puedes colocar la penca partida sobre el cuerpo y masajear en círculos si lo prefieres.

Remedios para la irritación y las alergias

La irritación, las reacciones alérgicas en la piel o las quemaduras por el sol después de las vacaciones pueden causar molestia, dolor e impedirnos hacer nuestras tareas diarias con efectividad. Las causas principales de estos problemas son:

- dermatitis;
- condiciones médicas como varicela o eczema;
- reacciones alérgicas al ambiente o a algunas plantas;
- resequedad extrema;
- genética;
- exposición excesiva al sol.

Aunque es recomendable consultar a un médico sobre cualquier reacción alérgica y algunas irritaciones, puedes utilizar remedios caseros para aliviar el dolor o la picazón y reducir el enrojecimiento de la piel.

Baño de avena para quemaduras e irritación

La avena es uno de los mejores ingredientes para tratar la irritación y la picazón ya que tiene propiedades calmantes. Este es un gran remedio para afecciones como la varicela, las quemaduras o el eczema.

¿Qué dice la ciencia?

El pepino contiene óxido de silicio, que ayuda a reparar los tejidos de la piel, mientras que la avenantramida de la avena calma cualquier irritación o dolor.

2 tazas de avena

1 pepino

1. Muele la avena en un procesador de alimentos hasta obtener un polvo fino.
2. Pela el pepino y utiliza el procesador o una licuadora para hacer un puré. Con un cernedor, separa el jugo del pepino en un recipiente.
3. Llena la tina con agua a una temperatura caliente pero agradable. Disuelve la avena en el agua y agrega el jugo del pepino. Puedes añadir unas gotas de aceite esencial.
4. Sumerge tu cuerpo en el agua de 20 a 30 minutos. Luego enjuágate con agua.

Baño medicinal de hierbas

Desde la medicina antigua, sabemos que las hierbas que encontramos en la naturaleza tienen diferentes beneficios que podemos utilizar para aliviar casi cualquier padecimiento. Selecciona las hierbas según tus necesidades.

¿Qué dice la ciencia?

Diversos estudios demuestran que sumergir tu cuerpo en agua con hierbas y minerales mejora la circulación de la sangre, repara el músculo y promueve la salud del corazón. Además, la utilización de las hierbas añade un elemento de aromaterapia.

Selecciona las hierbas que se ajusten a tus necesidades. Puedes utilizarlas frescas o secas, y combinar las que quieras.

Jengibre: promueve la circulación de la sangre.

Lavanda: ayuda a relajar y aliviar el insomnio.

Jazmín: renueva la piel y puede mejorar el humor.

Manzanilla: sirve para aliviar dolor muscular y tratar mordidas y picaduras de insectos.

Eucalipto: alivia la gripa y abre las vías respiratorias.

Flor de tilo: ayuda a prevenir la gripa y relajar los músculos.

Menta y perejil: reparan la piel, especialmente cuando hay heridas.

Salvia: previene el dolor muscular, sobre todo después del ejercicio intenso.

1. Llena una tina con agua caliente. La temperatura del agua debe ser agradable para sumergir el cuerpo, pero lo suficientemente caliente como para liberar los elementos de las hierbas.
2. Agrega las hierbas de tu elección. No se necesita mucho: una taza es suficiente.
3. Espera unos minutos para conseguir una infusión y

que las propiedades medicinales de las hierbas comiencen a actuar.

4. Sumerge tu cuerpo y relájate por 30 minutos.

Baño calmante de leche

Las propiedades de la leche ayudan a calmar cualquier irritación y promueven la hidratación de la piel. Es ideal para la piel sensible.

¿Qué dice la ciencia?

La leche es rica en potasio y vitamina A, que funcionan para reparar y regenerar la piel. También contiene ácido láctico, que exfolia y desecha las células muertas.

1-2 tazas de leche entera o en polvo

15 gotas de aceite esencial de lavanda

1. Llena una tina con agua a una temperatura caliente pero agradable para tu cuerpo.
2. Agrega la leche y el aceite esencial, y mezcla hasta que se disuelvan completamente.
3. Sumerge tu cuerpo en el agua de 20 a 30 minutos; luego enjuágate.

Compresas de té de manzanilla

La irritación y las alergias pueden causar malestar y deseos de rascar para calmar la picazón; sin embargo, rascarse empeora el problema, a veces gravemente. Utiliza estas compresas de manzanilla en las áreas afectadas para aliviar la comezón.

¿Qué dice la ciencia?

El bisabolol de la manzanilla es el elemento calmante que ayuda a aliviar la comezón y reparar la piel.

4 bolsas de té de manzanilla o ½ taza de flor de manzanilla suelta

1. Hierve la manzanilla en 4 tazas de agua. Deja que se evapore el agua para obtener una solución concentrada.
2. Transfiere la solución a un recipiente y ponlo en el refrigerador o en el congelador para que se enfríe.
3. Humedece un pañuelo o toalla con la solución y colócalo sobre el área afectada para aliviar la sensación de comezón.

TIP: Hidroterapia en casa.

¿Alguna vez has escuchado sobre o probado la hidroterapia a base de temperatura? La hidroterapia es cualquier terapia que utiliza el agua con fines medicinales y terapéuticos. El agua es un gran elemento para estimular el cuerpo y aliviar muchos padecimientos. En casa, puedes utilizar la estrategia más básica: la temperatura. El agua caliente relaja los músculos, mientras que el agua fría estimula el metabolismo y contrae el músculo. Muchos estudios demuestran los beneficios de la terapia de contraste, que consiste en aplicar agua caliente al cuerpo seguida de agua fría. Puedes hacer esto en la regadera de tu casa: simplemente empieza con unos minutos bajo el agua caliente (pero no demasiado) y sigue con unos segundos en agua fría. Otra opción es tomar un baño medicinal en agua caliente y justo enseguida tomar una ducha fría por unos minutos. Esto ayudará en la recuperación muscular y a mejorar la circulación de la sangre de manera considerable.

Remedio de la abuela colombiana: tratamiento para la relajación muscular

El ejercicio es parte vital de una rutina de belleza, ya que ayuda a tener más energía y mantener la figura. Sin embargo, a veces el ejercicio ocasiona dolor y tensión muscular. Para aliviarlos, prepara este aceite de masaje con sésamo y pimienta.

¿Qué dice la ciencia?

Tanto el aceite de sésamo como la pimienta tienen propiedades que estimulan la circulación de la sangre y ayudan a relajar los músculos.

½ taza de aceite de sésamo

3 cucharaditas de pimienta bien molida (puedes sustituirla con aceite esencial de pimienta)

1. Mezcla los ingredientes en un recipiente. Frota el aceite entre tus manos y aplica un masaje en el área que quieras relajar.

Remedios para la celulitis

La celulitis es una condición que hace que la piel se vea abultada y con marcas, lo que normalmente conocemos como piel de naranja. Por lo general, aparece en los muslos y los glúteos, aunque también puede afectar otras áreas del cuerpo y variar en intensidad. La aparición de celulitis está relacionada con:

- cambios hormonales;
- dieta;
- genética;
- embarazo;
- fluctuaciones de peso.

La mejor manera de combatir la celulitis es la prevención, pero hay muchos remedios caseros que ayudan a reducir su apariencia.

Exfoliante y *wrap* anticelulitis

El café es uno de los ingredientes más comunes en los tratamientos para la celulitis. Aplica este exfoliante con frecuencia en las áreas afectadas para obtener una piel suave y lisa.

¿Qué dice la ciencia?

La cafeína y los antioxidantes en el café ayudan a reducir la apariencia de la celulitis y promueven la circulación de la sangre. La vitamina E y los ácidos grasos de los aceites de coco y de oliva hidratan la piel profundamente.

½ taza de desechos de café o café molido

2 cucharadas de aceite de coco

1 chorrito de aceite de oliva

OPCIÓN 1

1. Pon todos los ingredientes en un recipiente e intégralos hasta obtener una mezcla uniforme.
2. Aplica el exfoliante sobre el área deseada. Masajea en movimientos circulares por, al menos, 20 minutos.
3. Enjuaga bien con agua tibia.

OPCIÓN 2

1. Combina los ingredientes en un recipiente hasta que quede una mezcla uniforme.

2. Aplica una capa delgada de la mezcla en área deseada. Este remedio es ideal para el estómago, la espalda, los muslos y los glúteos. Envuelve con plástico firmemente.

3. Espera de 40 minutos a una hora; luego enjuaga bien con agua tibia.

TIP: Cepillado en seco.

Muchos estudios demuestran que cepillar el cuerpo en seco con un cepillo de fibras tiesas ayuda a estimular la circulación de la sangre, eliminar piel muerta y toxinas, y prevenir la celulitis. Puedes comprar un cepillo corporal en muchas farmacias o en tiendas de productos de belleza. Comienza desde abajo, en tus pies, y masajea en movimientos circulares hacia arriba hasta llegar a tus hombros. Asegúrate de no cepillar con demasiado vigor, pues podrías lastimar tu piel. Incorpora el cepillado en seco a tu rutina diaria y verás grandes resultados.

Masaje con vinagre de cidra de manzana

El vinagre de cidra de manzana tiene una infinidad de usos, tanto en la belleza como en la limpieza, la salud metabólica y más. Para reducir la apariencia de celulitis, masajea con vinagre el área afectada todos los días.

¿Qué dice la ciencia?

El vinagre de cidra de manzana contiene potasio, magnesio y calcio. Estos componentes ayudan a eliminar toxinas y evitar la retención de líquidos, lo que reduce la celulitis. Agrega unas gotas de miel para aprovechar sus propiedades humectantes.

¼ de taza de vinagre de cidra de manzana

½ taza de agua

1 cucharadita de miel

5-10 gotas del aceite esencial de tu preferencia

1. Mezcla todos los ingredientes en un recipiente.
2. Utiliza tus dedos para aplicar la solución en el área y masajear por un minuto. Espera 30 minutos y luego enjuaga con agua.
3. Repite todos los días para obtener los resultados deseados.

Wrap de algas

El alga marina tiene muchísimos beneficios y nutrientes que ayudan a eliminar toxinas, algo fundamental para reducir la celulitis. Puedes encontrar alga seca en el área asiática del supermercado.

¿Qué dice la ciencia?

El alga marina es un humectante y contiene proteínas que hidratan y le dan firmeza a la piel. Además, sus antioxidantes ayudan a eliminar las toxinas de la piel y a reducir la apariencia de la celulitis. Utiliza una envoltura de plástico para que tu cuerpo aproveche los beneficios del alga.

1 taza de alga molida (puedes comprarla seca y utilizar un procesador de alimentos para pulverizarla)

2 cucharadas de sal de mar

¼ taza de aceite de oliva

1. Combina todos los ingredientes en un recipiente hasta obtener una consistencia pastosa. Si es necesario agrega más aceite de oliva.
2. Embarra el área deseada con una capa espesa de la mezcla de algas y envuélvela con plástico.
3. Relájate y espera 30 minutos. Luego enjuaga con agua.

TIP: ¿Cómo funciona un *body wrap*?

Puede parecer extraño envolver el cuerpo en plástico o tal vez te parezca un proceso demasiado complicado como para hacerlo en casa. ¡Pero sus beneficios valen la pena! Cuando se hace correctamente, una envoltura puede reducir de manera considerable la celulitis y quitar centímetros del cuerpo en sólo unas horas. Claro, estos resultados no siempre son permanentes, debemos aplicar el *body wrap* con cierta frecuencia para que los beneficios sean duraderos, pero con suficiente constancia y paciencia notarás esos beneficios en tu cuerpo. Además de tratar la celulitis y reducir tallas, los *wraps* pueden ayudar en enfermedades como artritis y algunas afecciones de la piel.

Se dice que esta práctica se originó en el Egipto antiguo, cuando las mujeres se hacían envolturas de barro del río Nilo. Hoy en día, existen muchos ingredientes y opciones a la hora de aplicarse una envoltura en un *spa* o con algún profesional, y puedes replicar muchas de ellas en casa. Los *wraps* ayudan a eliminar el líquido intersticial, un líquido que se acumula entre las capas de grasa subcutáneas y le dan un aspecto hinchado al cuerpo. Aunque éste está diseñado para desintoxicarse de manera automática, una envoltura corporal con ingredientes antioxidantes —como algas, café o barro— ayuda a estimular y expulsar ese líquido, lo que resulta en centímetros menos en tu cuerpo.

Exfoliante desintoxicante para el cuerpo

La exfoliación ayuda a estimular la eliminación de toxinas y la circulación de la sangre. Utiliza ingredientes con textura y propiedades minerales combinados con elementos hidratantes para este exfoliante.

¿Qué dice la ciencia?

Además de sus propiedades antibacterianas y antivirales, el aceite de coco es rico en triglicéridos hidratantes. La miel tiene propiedades medicinales y funciona para sellar la hidratación en la piel. La sal de mar contiene magnesio y potasio, dos minerales esenciales para la salud. En combinación, estos nutrientes ayudan a eliminar las toxinas del cuerpo.

¾ taza de aceite de coco

1 taza de azúcar

1 taza de sal de mar

10 gotas del aceite esencial de tu preferencia

2 cucharadas de miel

1. Calienta el aceite de coco en el microondas de 10 a 15 segundos para que se suavice.
2. Agrega el azúcar, la sal, el aceite esencial y la miel. Mezcla bien.
3. Humedece ligeramente el cuerpo y aplica el exfoliante con movimientos circulares. Puedes concentrarte en un área, como piernas o brazos, o aplicarlo en el cuerpo entero. Tómate el tiempo necesario para exfoliar bien el área y obtener mejores resultados.
4. Enjuaga el cuerpo con agua tibia y sigue con un humectante.

Remedio de la abuela dominicana: eliminación de grasa

Muchas personas desean eliminar grasa de áreas como el abdomen y las piernas. Utiliza este secreto dominicano para ayudar en la eliminación de grasa abdominal. Pero ojo, ¡recuerda siempre acompañarlo con ejercicio y buena alimentación!

¿Qué dice la ciencia?

La alicina del ajo tiene propiedades antinflamatorias y ayuda a aliviar la retención de líquidos. Los flavonoides en el jugo de limón favorecen la digestión de las grasas.

2 ajos
Jugo de 2 limones
½ litro de agua

1. Pela los ajos y pícalos finamente. Corta los limones en rodajas.
2. Hierve el agua con el ajo y el limón por 15 minutos.
3. Pasa la infusión por un colador y descarta el ajo y el limón.
4. Toma 1 taza cada mañana en ayunas. Puedes agregar una pizca de pimienta de cayena para potenciar la eliminación de grasa. Almacena la infusión en el refrigerador.

Remedios para codos y rodillas

La piel de los codos y las rodillas tiende a ser más gruesa y no contiene glándulas sebáceas; por lo cual, necesita un cuidado especial. Esta zona tiende a la resequedad y la hiperpigmentación, algo que puede ser desagradable a la vista y que muchos buscan corregir para tener un tono de piel más uniforme y mantener estas zonas hidratadas. Algunas de las causas de la apariencia obscura y reseca de los codos y las rodillas son:

- exposición al sol;
- desbalances hormonales;
- sobreproducción de melanina;
- genética;
- obesidad.

Muchos de los ingredientes que hay en tu cocina ayudan a exfoliar, hidratar y aclarar la piel de estas áreas.

Exfoliante para aclarar rodillas y codos

Como resultado de las características de estas áreas, es común que los codos y las rodillas tengan un aspecto más oscuro que el resto del cuerpo. Sin embargo, puedes utilizar este exfoliante para aclararlos y lograr un tono de piel uniforme.

¿Qué dice la ciencia?

El ácido cítrico del limón, el ácido láctico de la leche y el bicarbonato de sodio son exfoliantes naturales que ayudan a desechar células muertas y aclarar la hiperpigmentación de la piel.

1 cucharada de bicarbonato de sodio

1 cucharada de leche

1 limón

1. Mezcla los ingredientes en un recipiente hasta obtener una consistencia uniforme.
2. Aplica el exfoliante en movimientos circulares en las rodillas y los codos.
3. Deja la mezcla sobre el área por 15 minutos; luego enjuaga con agua tibia.

Tratamiento de cúrcuma para áreas obscuras

La cúrcuma reduce la producción de melanina en el cuerpo. Utiliza este exfoliante para tratar la hiperpigmentación de tus codos y rodillas.

¿Qué dice la ciencia?

La cúrcuma contiene curcumina, un compuesto orgánico que reduce la pigmentación que la melanina ocasiona en la piel. El ácido láctico de la leche exfolia y elimina las células muertas, mientras que la miel funciona como humectante natural.

1 cucharada de cúrcuma

1-2 cucharadas de leche

1 cucharada de miel

1. Mezcla la cúrcuma y la miel en un recipiente. Agrega la leche poco a poco asegurándote de que la mezcla no quede demasiado líquida.
2. Aplica el exfoliante en el área con movimientos circulares. Masajea por un mínimo de 5 minutos.
3. Deja la mezcla sobre el área por 15 minutos; luego enjuaga con agua.

Cáscara de plátano

La cáscara del plátano es rica en vitamina C; de manera que ayuda a revitalizar y humectar la piel así como a protegerla de posibles infecciones.

¿Qué dice la ciencia?

La vitamina C regenera la piel, mientras que las propiedades antioxidantes y antibacterianas de la cáscara de plátano ayudan a prevenir cualquier infección que pueda surgir debido a la resequedad y a la piel agrietada.

1 cáscara de plátano (puedes consumir la fruta o utilizarla para otro remedio de este libro)

1. Toma la cáscara de plátano y frota la parte interna sobre tus codos y rodillas en movimientos circulares por unos segundos.
2. Repite esto todos los días para aliviar la resequedad extrema.

Remedios para los olores corporales

Uno de los problemas más comunes en el cuerpo son los olores desagradables que a veces desprende. Aunque muchos piensan que se trata sólo de un problema de higiene, hay otras causas del mal olor, por ejemplo:

- cambios hormonales;
- dieta;
- infecciones;
- estrés.

Existen muchos remedios caseros que ayudan a combatir los olores del cuerpo.

Desodorante de bicarbonato

El bicarbonato de sodio es un desodorante natural que ayuda a eliminar los malos olores del cuerpo. Puedes sustituir tu desodorante diario con este remedio casero.

¿Qué dice la ciencia?

El pH del bicarbonato de sodio neutraliza los olores, mientras que la maicena absorbe la humedad del sudor y de otras secreciones que pueden causarlos. El aceite de coco tiene propiedades antibacterianas que los previenen.

¼ taza de bicarbonato de sodio

2 cucharadas de maicena

5 cucharadas aceite de coco

1. Mezcla los ingredientes hasta obtener una pasta.
2. Aplica una cantidad pequeña en el área deseada para combatir los olores.

Vinagre de cidra de manzana

El vinagre de cidra de manzana ayuda a balancear el pH del cuerpo y reduce los olores.

¿Qué dice la ciencia?

Además de balancear el pH, el ácido acético del vinagre de cidra de manzana le da propiedades antisépticas que eliminan las bacterias causantes de los olores corporales.

Vinagre de cidra de manzana

1. Utiliza una bola de algodón para aplicar un poco de vinagre en el área deseada.
2. Repite todos los días para obtener mejores resultados.

Conclusión

Incorporar estos remedios caseros en tu rutina de higiene y belleza te ayudará a tener un cuerpo saludable con una piel hidratada y joven. Además de estos tratamientos, recuerda que tus hábitos diarios son el primer paso para cuidarte. Estos son algunos cambios que puedes integrar en tu rutina para prevenir las afecciones que se mencionaron en este capítulo:

- Lleva una dieta balanceada. Te ayudará a prevenir la irritación y la resequedad, y a evitar la aparición de la celulitis y el mal olor.
- Para reducir el mal olor, opta por comprar ropa hecha con materiales naturales y de tejidos transpirables, como algodón orgánico.
- Toma suficiente agua. Te ayudará a hidratar tu piel y a que tu cuerpo elimine las toxinas que pueden ser la causa de los olores corporales.

- Haz ejercicio diariamente. Algo tan sencillo como caminar 30 minutos diarios hará una gran diferencia en tu cuerpo. Si tienes celulitis, enfócate en ejercicios de resistencia de glúteos, piernas, brazos y abdomen para reducir su apariencia.

- Utiliza jabones y productos neutros. Te ayudarán a prevenir la resequedad y la irritación, y a evitar un desbalance en el pH del cuerpo, que puede ser la causa de los malos olores.

Remedios caseros para los pies

¿ Alguna vez has sentido vergüenza al quitarte los zapatos en público? Mantener los pies humectados y lisos, sin callos, decoloración o piel agrietada puede ser complicado, ya que la piel de esta zona no tiene glándulas sebáceas y tiende a la resequedad. Además, es un área propensa a infecciones, que pueden ocurrir cuando utilizamos zapatos cerrados todo el tiempo.

Afortunadamente, con un buen cuidado, puedes lucir unos pies que parezcan de comercial de pintauñas. En este capítulo, hablaremos sobre los principales problemas y preocupaciones acerca de los pies y la manera de tratar cada uno de ellos con ingredientes naturales que seguro tienes en tu casa. Además, te daré mis recomendaciones sobre la higiene y la salud de tus pies para que puedas prevenir cualquier situación desagradable.

Para el cuidado de los pies es importante buscar ingredientes humectantes que ayuden a evitar y tratar los callos, la resequedad y las grietas, además de ingredientes antibacterianos que alivien y prevengan infecciones y hongos. Los tipos de remedios que utilizaremos son:

- *Baños.* Los baños medicinales tienen muchos beneficios para los pies: desde hidratar hasta curar infecciones. Utiliza agua a una temperatura caliente pero agradable y asegúrate de disolver bien todos los ingredientes. Puedes agregar unas gotas de aceite esencial para convertir tu baño medicinal en una experiencia de aromaterapia, ya que el calor del agua expandirá el olor.

- *Exfoliantes.* La exfoliación es una parte importante del cuidado de los pies, pues éstos tienden a acumular células muertas causantes de la textura desagradable y la decoloración. Como la piel de los pies suele ser más dura y gruesa que en otras áreas, puedes utilizar exfoliantes más abrasivos. Es recomendable remojar tus pies en uno de los baños medicinales antes de exfoliar para que el agua y la temperatura caliente ayuden a suavizar la piel y faciliten la eliminación de las células muertas. Después de exfoliar, asegúrate de hidratar con un humectante.

- *Tratamientos hidratantes.* Mantener tu piel humectada ayudará a prevenir la formación de callos y grietas. Utiliza un tratamiento hidratante con frecuencia para obtener mejores resultados.

Remedios para pies resecos y agrietados

Uno de los problemas más comunes es la resequedad que se presenta particularmente en los talones, los dedos y la parte inferior del pie. Esto incluso puede causar dolor e interferir en nuestras tareas diarias. Las principales causas de las grietas en los pies son:

- deficiencias de vitaminas y nutrientes;
- pasar mucho tiempo parado, caminando o corriendo;
- edad;
- obesidad;
- higiene;
- zapatos que no quedan bien o con mucho tacón;
- genética.

Busca ingredientes humectantes para promover la hidratación de la piel, así como antibacterianos para prevenir las infecciones y los hongos.

Baño de leche y lavanda

La leche tiene propiedades hidratantes, mientras que la lavanda ayuda a reparar y calmar el dolor de los pies causado por las grietas. Utiliza este baño cuando tengas pies adoloridos, por ejemplo, después del deporte o de una noche en tacones.

¿Qué dice la ciencia?

El calcio y la vitamina D de la leche ayudan a regenerar y reparar la piel, mientras que los elementos calmantes de la lavanda relajan los músculos del pie.

½ taza de leche entera o en polvo

2 cucharadas de flor de lavanda suelta (puedes sustituirla con aceite esencial)

1. Llena una tina o cubeta con agua calientita. Disuelve la leche en el agua y mezcla bien. Agrega la lavanda o el aceite esencial.
2. Sumerge tus pies en la infusión de 15 a 20 minutos.

Baño hidratante de miel y limón

Los ingredientes de este remedio tienen propiedades medicinales y ayudarán a mantener tus pies hidratados además de prevenir las infecciones y los hongos.

¿Qué dice la ciencia?

La miel y el limón tienen propiedades antisépticas y antibacterianas, y la glucosa de la miel ayuda a humectar la piel y sellar la hidratación para lucir unos pies suaves y lisos.

2 cucharadas de miel

2-3 limones

1. Llena una tina o una cubeta con agua caliente a una temperatura agradable. Agrega la miel y el jugo de los limones, y mezcla bien.
2. Remoja tus pies en la mezcla de 15 a 20 minutos.
3. Es recomendable seguir con un exfoliante y un humectante.

Exfoliante de fresas

Este exfoliante te dejará con los pies suaves y lisos. Es ideal para aliviar la piel agrietada y la resequedad extrema, ya que la fresa es un exfoliante natural que elimina las células muertas. Utilízalo cada dos días para obtener mejores resultados.

¿Qué dice la ciencia?

Los cristales del azúcar y el ácido cítrico de la fresa ayudan a exfoliar y desechar células muertas de los pies, mientras que los compuestos fenólicos de las fresas promueven la regeneración de la piel. El aceite de oliva mantiene la piel hidratada y suave.

2 fresas maduras

½ taza de azúcar

1 cucharada de aceite de oliva

1. Utiliza un cuchillo para picar las fresas finamente. También puedes utilizar un procesador de alimentos para crear un puré.
2. Combina las fresas, el azúcar y el aceite en un bol hasta obtener una mezcla uniforme.
3. Aplica la mezcla en los pies con movimientos circulares, concentrándote particularmente en los talones.
4. Deja la mezcla por 20 minutos; luego enjuaga con agua.

Mascarilla de papaya y limón

La papaya humecta tus pies y el limón exfolia, regenera y ayuda a corregir la decoloración de la piel. No utilices este exfoliante si tienes la piel agrietada o cortada porque el limón puede causar irritación.

¿Qué dice la ciencia?

La papaya contiene flavonoides y antioxidantes que protegen la piel y reparan el daño causado por los radicales libres. Las vitaminas A y E, junto con la vitamina C del limón, ayudan a regenerar y humectar la piel.

¼ de papaya madura

1-2 limones

1. Licúa la papaya hasta obtener un puré. Vacía el puré en un recipiente; luego agrega el jugo del limón y mezcla bien.
2. Aplica la mezcla en tus pies, concentrándote en los talones, las plantas y las áreas que estén resecas.
3. Espera de 15 a 20 minutos; luego enjuaga con agua tibia.

Tratamiento de aceite de oliva

El aceite de oliva es uno de los ingredientes caseros más efectivos para hidratar cualquier parte del cuerpo. Cubre tus pies con calcetas y deja el aceite toda la noche para obtener mejores resultados.

¿Qué dice la ciencia?

La vitamina E y los ácidos grasos y oleicos del aceite de oliva promueven la humectación profunda de la piel, y dejarán tus pies suaves e hidratados.

¼ taza de aceite de oliva

1. Aplica una capa gruesa de aceite en todo el pie con una bola de algodón.
2. Cubre con calcetas y espera de 20 a 30 minutos antes de enjuagar. También puedes dejar el tratamiento toda la noche y enjuagar por la mañana.

Mascarilla de aguacate y plátano

El aguacate y el plátano están llenos de aceites esenciales que promueven la humectación de la piel, por eso son ideales para tratar la resequedad, los callos y la piel agrietada.

¿Qué dice la ciencia?

Tanto el plátano como el aguacate son ricos en vitamina E, que es esencial para mantener la piel hidratada. El plátano también aporta vitaminas A y D, que ayudan a regenerar y reparar las células.

½ plátano maduro

½ aguacate maduro

1. Toma un recipiente y haz un puré con el plátano y el aguacate.
2. Aplica una capa gruesa de ese puré en cada pie.
3. Espera de 15 a 20 minutos; luego enjuaga con agua tibia.

Tratamiento de avena

La avena es ideal para hidratar la piel dañada o irritada, ya que tiene propiedades calmantes. Utiliza este remedio para obtener una piel suave y lisa, y aliviar el dolor de los pies agrietados y la resequedad extrema.

¿Qué dice la ciencia?

La avena contiene avenantramina, que posee propiedades calmantes, mientras que el aceite de oliva aporta ácidos grasos, que sellan la humectación en la piel y reducen la resequedad y las grietas.

¼ taza de avena

2-3 cucharadas de aceite de oliva

1. Utiliza una licuadora o un procesador de alimentos para pulverizar la avena.
2. Agrega el aceite de oliva a la avena, poco a poco, hasta obtener una pasta.
3. Aplica la mezcla sobre los pies. Espera de 15 a 20 minutos y luego enjuaga con agua.

TIP: Hidrata tus pies toda la noche.

Una de las maneras más efectivas para lucir unos pies suaves y lisos es utilizar calcetines con un humectante todas las noches. Antes de dormir, aplica un humectante en tus pies —puedes utilizar una crema, aceite de coco o Vaselina—. Cúbrelos con calcetas y vete a dormir. Por la mañana, estarán profundamente humectados y suaves. Es preferible utilizar un par de calcetas que designes especialmente para este tratamiento, ya que los ingredientes humectantes pueden dañar o manchar la tela.

Remedio de la abuela cubana: tratamiento de mango

El mango es una de las frutas más consumidas en el trópico, tanto por su buen sabor como por sus nutrientes y sus propiedades para regenerar la piel y eliminar manchas. Utiliza este secreto para lucir unos pies suaves.

¿Qué dice la ciencia?

El mango contiene vitaminas C y A, que revitalizan la piel de los pies y remueven cualquier descoloración. Mezcla el mango con un poco de azúcar para crear la textura que ayudará a retirar la piel muerta.

1 mango maduro
½ taza de aceite de oliva o de coco
½ taza de azúcar morena

1. Utiliza un tenedor para crear un puré con el mango.
2. Agrega el aceite y el azúcar; luego mezcla bien.
3. Aplica el exfoliante en tus pies con movimientos circulares, concentrándote en el talón y en cualquier área con callos.
4. Enjuaga bien con agua tibia y sigue con un humectante.

Receta de la abuela puertorriqueña: *pedicure* de piña colada

Utiliza este tratamiento inspirado en el famoso coctel si quieres lucir unos pies hidratados y sin callos, listos para salir a la playa.

¿Qué dice la ciencia?

La piña contiene enzimas que funcionan como un exfoliante natural para eliminar las células muertas de la piel, mientras que el coco aporta hidratación.

3 tazas de jugo de piña sin añadidos

2 tazas de leche de coco

1 piedra pómez

1 cucharada de aceite de coco

1. Mezcla el jugo de piña y la leche de coco en un recipiente grande.
2. Sumerge tus pies en la solución de 15 a 20 minutos.
3. Utiliza la piedra para exfoliar los pies suavemente.
4. Unta el aceite de coco para humectar los pies.

Remedios para hongos e infecciones

La piel de los pies es particularmente propensa a infecciones y hongos como el pie de atleta y la tiña, que son los más comunes y pueden causar molestia, decoloración y malos olores. Por suerte, la mayoría de estas infecciones no indican un problema médico serio y es posible tratarlas con remedios caseros sencillos. Algunas causas de los hongos son:

- humedad;
- contacto directo con bacterias en el ambiente o en superficies;
- exposición de heridas o piel agrietada.

Para tratar los hongos y las infecciones de manera adecuada, es importante que utilices el remedio de tu preferencia con regularidad hasta que el problema desaparezca.

TIP: ¡Los hongos no siempre son una cuestión de higiene!

Muchos tienen la idea equivocada de que los hongos en los pies son el resultado de una mala higiene; por esta razón, existe un estigma alrededor de estos padecimientos. ¡Pero esto no es verdad! Aunque la higiene sí es una parte importante en el cuidado de los pies y del cuerpo en general, incluso la persona más limpia puede presentar infecciones fúngicas. Los organismos que causan hongos —el más común se llama *cándida*— están presentes, y son necesarios, en la flora de la piel. Las infecciones ocurren cuando hay una sobrepoblación de estos organismos porque se crea un ambiente propicio para su crecimiento —que puede deberse a los cambios en el pH o a la humedad—. Así que no sientas vergüenza si tienes una infección de este tipo, ¡es totalmente normal y se trata fácilmente!

Baño de ajo para tratar hongos

Utiliza este baño medicinal para eliminar los hongos de la piel. Es efectivo sobre todo para infecciones por cándida y pie de atleta.

¿Qué dice la ciencia?

El ajo contiene alicina, un componente orgánico que le da propiedades antisépticas y antibacterianas; es el ingrediente ideal para tratar hongos e infecciones.

3-4 dientes de ajo

1. Llena una tina o cubeta con agua caliente. Exprime los dientes de ajo directamente en el agua y espera unos minutos para crear una infusión. Puedes agregar unas gotas de aceite esencial.
2. Sumerge tus pies en la solución de 20 a 30 minutos. Repite cada dos días para obtener mejores resultados.

Tratamiento de aceite de árbol de té para los hongos

El aceite de árbol de té se utiliza en muchos remedios para combatir infecciones. Aplica un poco en la piel para tratar cualquier hongo y eliminar bacterias.

¿Qué dice la ciencia?

El aceite de árbol de té es un antibacteriano natural que ayuda a combatir y eliminar infecciones causadas por hongos, como el pie de atleta y el ojo de pescado, así como a eliminar cualquier mal olor que se produzca a causa de una infección.

6-10 gotas de aceite de árbol de té

½ taza de aceite de coco u oliva

1. Mezcla los dos aceites completamente.

2. Aplica la mezcla de aceites en el área afectada y en áreas circundantes. Permite que se absorba y no enjuagues.

Remedios para callos y ampollas

Los callos surgen cuando un área del pie experimenta demasiada fricción por un período extendido. El cuerpo crea una capa protectora con piel más gruesa que se convierte en callo. Esto sucede mayormente en áreas donde ponemos mucho peso; de ahí que, la planta del pie, los dedos y el costado del pie tiendan a desarrollar callos. Aunque no son malignos, pueden ser desagradables a la vista. Por su parte, las ampollas surgen por demasiada fricción que resulta en irritación y en la formación de una ampolla llena de líquidos y plasma. Algunas de sus causas son:

- fricción repetida en la piel;
- aplicar demasiado peso al pie;
- genética;
- zapatos que no quedan bien o tienen tacón muy alto.

Puedes utilizar estos remedios para reducir los callos, aunque tener algo de piel gruesa en ciertas zonas del pie es normal y saludable.

Baño de bicarbonato de sodio

Este exfoliante ayudará a deshacerte de las células muertas de los pies para reducir la apariencia de los callos y dejarlos lisos y suaves. Utiliza agua calientita para obtener mejores resultados.

¿Qué dice la ciencia?

El bicarbonato de sodio es un exfoliante natural que ayuda a eliminar células muertas y reduce los callos y la resequedad de los pies.

2-3 cucharadas de bicarbonato de sodio

1. Llena una tina o una cubeta con agua caliente a una temperatura agradable. Agrega el bicarbonato de sodio y mezcla hasta que esté completamente disuelto. Puedes añadir unas gotas del aceite esencial de tu preferencia.
2. Sumerge tus pies en la infusión por 20 o 30 minutos.

Baño de vinagre de cidra de manzana

El vinagre de cidra de manzana ayuda a remover la piel muerta además de prevenir infecciones y hongos.

¿Qué dice la ciencia?

El vinagre de cidra de manzana tiene ácido alfa hidróxido, que exfolia la piel y remueve las células muertas dejando tus pies suaves y lisos.

2-3 cucharadas de vinagre de cidra de manzana

1. Llena una tina o una cubeta con agua caliente a una temperatura agradable. Disuelve el vinagre en el agua.
2. Sumerge tus pies en la solución de 20 a 30 minutos.

Exfoliante de azúcar

Gracias a sus cristales gruesos, el azúcar es uno de los ingredientes más efectivos para reducir los callos y eliminar la textura rugosa de los pies. Combínala con un humectante para realizar una exfoliación que dejará tus pies lisos.

¿Qué dice la ciencia?

Los callos, los pies agrietados, la coloración amarillenta y la piel dura son el resultado de la acumulación de la piel muerta que el cuerpo retiene para proteger las áreas del pie expuestas a la fricción con el suelo o con los zapatos, como la planta y los lados de los dedos. Un exfoliante de azúcar ayuda a eliminar el exceso de estas células.

½ taza de azúcar morena

½ taza de aceite de oliva

1 cucharada de jugo de limón

10 gotas de aceite esencial de lavanda

1. Combina todos los ingredientes en un recipiente y mezcla bien.

2. Humedece tus pies ligeramente y aplica el exfoliante con los dedos. Masajea el área en movimientos circulares, concentrándote donde existan callos o mucha piel dura.

3. Enjuaga con agua tibia y sigue con un humectante.

Exfoliante de arroz

La combinación de ingredientes en este exfoliante es ideal para la despigmentación, los callos y la humectación de la piel.

¿Qué dice la ciencia?

El arroz contiene alantoína, un compuesto que promueve la regeneración de las células y ayuda a calmar la irritación que puede presentar la piel agrietada. El ácido acético del vinagre de cidra de manzana ayuda a prevenir infecciones. El aceite y el azúcar hidratan y eliminan las células muertas.

3 cucharadas de arroz (puedes utilizar harina de arroz)

2 cucharadas de vinagre de cidra de manzana

1 cucharada de azúcar

1 cucharada de aceite de oliva

2-3 cucharadas de agua

1. Si estás utilizando arroz entero, muélelo en un procesador de alimentos hasta obtener una harina fina.

2. Mezcla la harina de arroz, el vinagre, el azúcar y el aceite en un recipiente. Agrega el agua poco a poco hasta obtener una consistencia pastosa.

3. Aplica la mezcla en los pies con movimientos circulares. Masajea por 10 minutos; luego enjuaga con agua.

Exfoliante de sales

La textura de la sal es ideal para remover las células muertas, regenerar la piel de los pies y reducir los callos. Para obtener mejores resultados aplica este remedio cada dos o tres días.

¿Qué dice la ciencia?

La textura de la sal ayuda a exfoliar y a reducir la apariencia de los callos, mientras que el aceite mantiene la piel humectada y suave.

1 taza de sal (puedes utilizar sal de mar o sales de Epsom)

¼ taza de aceite de coco

5-6 gotas de aceite esencial de lavanda, menta o del aceite de tu preferencia

1. Mezcla todos los ingredientes en un recipiente.

2. Aplica la mezcla en tus pies masajeando en forma circular por 10 minutos.

3. Enjuaga con agua.

Exfoliante de romero y rosas

Este exfoliante a base de plantas ayuda a reducir la apariencia de los callos y los pies agrietados, así como a prevenir infecciones por hongos.

¿Qué dice la ciencia?

El romero contiene alcanfor, que le da propiedades antisépticas y humectantes. Las rosas contienen vitaminas A, C y E, que promueven la regeneración y la hidratación de la piel.

Pétalos de una rosa

2 palillos de romero

3 cucharadas de aceite de oliva

5-10 gotas de aceite esencial de árbol de té

1. Utiliza un mortero para pulverizar los pétalos y el romero. También puedes usar un cuchillo para picarlos finamente.
2. Agrega el aceite de oliva y el aceite esencial a la mezcla de romero y rosas, e incorpora bien.
3. Aplica la mezcla en los pies, masajeando en movimientos circulares por 10 minutos. Déjala actuar sobre los pies de 15 a 20 minutos antes de enjuagar.

Remedio de la abuela dominicana: baño relajante

Muchas mujeres pasan gran parte del día paradas y moviéndose en sus diversas labores. Si a menudo terminas el día cansada y con dolor en los pies, prueba este baño relajante que aliviará cualquier dolor y eliminará el estrés y la ansiedad.

¿Qué dice la ciencia?

La absorción del magnesio a través de los pies puede aliviar la inflamación e incluso eliminar toxinas del cuerpo. Además, el magnesio funciona como un exfoliante ligero. Agrega aceite esencial de lavanda para tener una experiencia relajante.

½ taza de magnesio en polvo

Agua calientita

10 gotas de aceite esencial de lavanda

1. Llena un recipiente profundo, en el que quepan tus pies, con agua caliente. La temperatura debe ser agradable.
2. Disuelve el magnesio en el agua y agrega el aceite esencial de lavanda.
3. Sumerge tus pies en la solución de 20 a 30 minutos.

TIP: Aprovecha este momento para relajarte: pon música, deja tu teléfono móvil en otra parte y tómate un tiempo para ti.

TIP: Hazte un *pedicure* en casa.

Hay ocasiones en las que no podemos acudir a un *spa* o salón para realizarnos un *pedicure* profesional. Tener las uñas y los pies cuidados no es sólo una cuestión de estética, sino que darle la atención adecuada con suficiente frecuencia ayuda a prevenir la mayoría de las afecciones presentadas en este capítulo. Estas son mis recomendaciones para realizarte un *pedicure* de nivel profesional en tu propia casa. Primero, asegúrate de tener las herramientas necesarias:

Cortaúñas especial para los pies y lija de uñas
Palillo de madera o plástico para cutículas
Pulidor o piedra de pómez
Esmalte transparente o de color (opcional)
Acetona y bolas de algodón
Pulidor de uñas

1. Comienza sumergiendo tus pies en agua calientita; puedes utilizar alguna receta de baño medicinal de este capítulo. Esto ayudará a suavizar las uñas, la cutícula y la piel de los pies.
2. Corta tus uñas con cuidado, en forma cuadrada, asegurándote de no cortar demasiado. Termina de darle forma a la uña con la lija.
3. Utiliza el palillo para empujar la cutícula hacia la base de la uña. No la cortes.

4. Utiliza el pulidor o la piedra de pómez para eliminar la piel muerta de la planta del pie concentrándote en los talones y la parte superior.

5. Exfolia los pies con uno de los exfoliantes descritos en este capítulo.

6. Enjuaga con agua tibia y sigue con un humectante.

7. Limpia tus uñas con una bola de algodón con poquita acetona. Utiliza el pulidor de uñas para alisarlas ligeramente.

8. Si lo deseas, aplica el esmalte de tu preferencia. Siempre utiliza un esmalte de base si vas a aplicar color.

Conclusión

Con las recetas de este capítulo estás en buen camino para conseguir unos pies sanos y atractivos, sin descoloración, callos o grietas. Recuerda la importancia de ser constante en su cuidado para mantenerlos en un buen estado. Además de los remedios, enseguida enumero algunas recomendaciones para la salud y el mantenimiento de los pies:

- Utiliza zapatos cómodos y que te queden bien. Si tienes que utilizar tacones, trata de reducir el tiempo que estás en ellos y sumerge tus pies en un baño relajante cuando llegues a casa y te los quites.

- Mantén las uñas cuidadas y limpias. Es preferible no dejarlas demasiado largas, ya que esto puede causar quiebres o uñas enterradas.

- Si te vas a hacer un *pedicure* en un salón, asegúrate de que quien lo haga sea un profesional que siga los lineamientos de salud e higiene, que utilice herramientas esterilizadas y que no corte demasiado la cutícula ni la uña.

- Si utilizas baños públicos o nadas en albercas públicas, asegúrate de siempre usar zapatos de baño o sandalias para evitar contraer alguna infección por hongos o bacterias.

Conclusión

Espero que la información, las recetas y las recomendaciones de este libro te ayuden a diseñar una rutina de belleza casera que se adapte a tus necesidades. Hacerlo no sólo te ayudará a lucir más saludable, joven y radiante, sino que también ahorrarás el dinero que normalmente gastarías en productos o *spas*, y que puedes aprovechar en algo más que te haga feliz. Siéntete libre de experimentar con todas las recetas y de utilizar lo que has aprendido sobre los beneficios de los ingredientes naturales para crear los tratamientos que te funcionen mejor.

Darle la atención adecuada a nuestro cuerpo, desde la raíz del cabello hasta la punta de los pies, es parte del amor propio. Mi intención al escribir este libro va mucho más allá de la apariencia física: cuando nos cuidamos y lucimos lo mejor posible, esta mejoría tiende a esparcirse a otras áreas de nuestra vida; nos da más seguridad y confianza. Recuerda siempre la importancia de cuidar de ti mismo, ya sea a través de tu rutina de belleza, tus relaciones, tu dieta, el ejercicio físico o el *mindfulness*. En mi libro *Joven para siempre* puedes encontrar mis recomendaciones para llevar un estilo de vida saludable que te mantendrá joven y vital hasta una edad avanzada. No olvides que la belleza empieza de adentro hacia fuera, pero es necesario darle a nuestro cuerpo —nuestro vehículo para la vida— la atención que requiere.

Índice de ingredientes

Aceites vegetales

Los aceites vegetales son altos en ácidos grasos y vitamina E; razón por la cual, se utilizan como ingrediente principal en muchos remedios para hidratar el rostro, el cuerpo, el cabello y las uñas. También funcionan como vehículos para incorporar otros ingredientes.

Aceite de aguacate

El aceite de aguacate es rico en aceites grasos esenciales, minerales y vitaminas. Es un gran humectante que tiene muchos otros beneficios para la piel y el cabello, y también sirve como protección solar. El aceite de aguacate contiene:

- *Betacarotenos y vitamina D:* protegen la piel y reparan el daño ocasionado por los radicales libres.
- *Vitamina A:* promueve la producción de colágeno.
- *Vitamina E y ácidos grasos:* hidratan profundamente la piel y el cabello.

Aceite de almendra

La almendra es considerada una *superfood* porque contiene una gran variedad de nutrientes y vitaminas. El aceite de almendra tiene muchísimos beneficios para la belleza y el cuidado del cuerpo, incluso se usa para tratar heridas y quemaduras. Este aceite contiene:

- *Vitamina E y omega 3:* estos elementos le dan sus propiedades hidratantes y ayudan a proteger la piel del daño del sol y a prevenir arrugas prematuras.
- *Vitamina A:* esta vitamina contiene retinol, un componente importante para la producción de colágeno y la reducción de arrugas.
- *Zinc:* este mineral tiene propiedades antinflamatorias y ayuda a reparar la piel y a curar el daño por lesiones y quemaduras.

Aceite de coco

El aceite de coco es uno de los principales ingredientes para la hidratación, aunque también tiene propiedades antibacterianas y fortificantes. Se puede utilizar en el cabello, el cuerpo y las uñas. El aceite de coco contiene:

- *Ácidos grasos y oleicos:* humectan y sellan la hidratación en las uñas, el cabello y la piel.
- *Ácido caprílico:* este ácido es uno de los componentes grasos del aceite de coco y es un antibacteriano que ayuda a tratar los hongos de las uñas.
- *Ácido láurico:* este ácido graso contiene propiedades antibacterianas que ayudan a eliminar los olores del cuerpo.

Aceite de jojoba

El aceite de jojoba es similar al cebo que produce nuestro cuerpo de manera natural. Por esta razón, es un humectante muy efectivo. Además, sirve como disolvente del polvo y el maquillaje acumulados en la piel. El aceite de jojoba contiene:

- *Vitaminas E, D y K:* humectan y ayudan a sellar la hidratación de la piel.
- *Ácido oleico, linoleico y palmítico:* permiten la absorción de humectantes en la piel.

Aceite de oliva

El aceite de oliva es uno de los ingredientes principales en tratamientos orientados hacia la hidratación. Además, ayuda a fortalecer las uñas y el cabello. El aceite de oliva contiene:

- *Vitamina E:* esta vitamina promueve la hidratación de la piel, las uñas y la cutícula; o sea, la salud de tus manos en general.
- *Ácidos grasos y oleicos:* estos ácidos ayudan a sellar la hidratación.

Aceite de ricino

Aunque el aceite de ricino o castor no es comestible, tiene muchísimos usos en la belleza, como la prevención de arrugas, la hidratación y el tratamiento del acné gracias a sus propiedades antibacterianas y antinflamatorias. El aceite de ricino contiene:

- *Ácido ricinoleico:* un ácido graso con propiedades antibacterianas y humectantes.

- *Vitamina E:* una vitamina esencial para la hidratación de la piel, las uñas y el cabello.

Frutas y verduras

Muchas de las frutas y verduras que comemos pueden brindarnos sus nutrientes cuando las aplicamos de manera tópica, ya que son ricas en una variedad de vitaminas y compuestos orgánicos que tienen enormes beneficios para la salud del cuerpo en general y, en particular, de la piel, el cabello y las uñas.

Aguacate

Podemos aprovechar sus propiedades humectantes en la piel, las manos, los pies y el cabello. El aguacate contiene:

- *Vitamina E:* uno de los ingredientes más importantes para la hidratación.
- *Vitamina A:* promueve la regeneración de la piel.
- *Ácidos grasos omega 6 y omega 3:* contribuyen a hidratar y promueven el crecimiento de las uñas.
- *Potasio y lecitina:* promueven la hidratación de la piel.
- *Antioxidantes:* protegen de los efectos dañinos del sol.

Ajo

Los minerales en el ajo le dan propiedades antibacterianas que lo hacen efectivo en el tratamiento de hongos e infecciones. El ajo contiene:

- *Selenio:* es un mineral que ayuda a fortalecer y promover el crecimiento de las uñas.
- *Alicina:* es un compuesto que le da propiedades anti-

bacterianas al ajo y ayuda en el tratamiento de hongos e infecciones.

Cáscara de naranja

La cascara de naranja tiene una concentración mucho más alta de nutrientes y vitaminas que la fruta. Puedes hacer un polvo con la cáscara para obtener más beneficios. La cáscara de naranja contiene:

- *Vitamina C:* la cáscara de naranja contiene mucha más vitamina C que la fruta; por eso, se recomienda usarla en tratamientos para la regeneración de la piel y para quitar manchas.
- *Calcio:* alivia la resequedad y la irritación.
- *Potasio:* promueve la hidratación de la piel.

Cebolla

Aunque a primera vista pueda parecer desagradable utilizar la cebolla en el cuidado del cuerpo, el rostro y el cabello, este vegetal es rico en muchísimos nutrientes, minerales y vitaminas que son esenciales para la belleza. El jugo de cebolla se puede aplicar en el cabello, la cara e, incluso, en los pies para gozar de sus propiedades antibacterianas, regenerativas y antinflamatorias. La cebolla contiene:

- *Alilo:* un fitoquímico con propiedades antisépticas y antibacterianas.
- *Quercetina:* un antioxidante con propiedades antinflamatorias.
- *Vitaminas A, C y E:* tienen beneficios hidratantes y regeneradores para la piel.
- *Sulfato:* fortalece el cabello y promueve su crecimiento.

Fresa

Puedes aplicar remedios con fresa en todo tu cuerpo para aprovechar sus beneficios. Cuida de no utilizarla cuando tu piel esté irritada o cortada, ya que puede empeorar la situación. Las fresas contienen:

- *Compuestos fenólicos:* compuestos antioxidantes que promueven la regeneración de la piel.
- *Vitamina C y ácido cítrico:* estas sustancias le dan sus propiedades aclaradoras y ayudan a regenerar la piel.

Limón

Por su contenido ácido, el limón se utiliza principalmente para aclarar, limpiar y exfoliar. Aunque tiene muchísimos usos y beneficios, no se debe utilizar en la piel agrietada. El limón aporta:

- *Ácido cítrico:* es un tipo de ácido alfa hidróxido (AHA, por sus siglas en inglés) que promueve la regeneración celular y ayuda a blanquear las uñas, eliminar manchas en la piel y aliviar afecciones del cuero cabelludo.
- *Vitamina C:* es un nutriente importante que interviene en la regeneración de la piel, fortalece las uñas y promueve su crecimiento.
- *pH:* las propiedades ácidas del limón modifican el pH para eliminar bacterias.

Papa

El jugo de papa tiene muchísimos nutrientes y beneficios para la piel por sus propiedades astringentes, aclaradoras, regeneradoras y antinflamatorias. Para extraer el jugo de la papa, rállala y utiliza un cernedor para separar el líquido de la parte sólida. Éste contiene:

- *Vitamina C:* promueve la producción de colágeno, hidrata y mejora el tono de la piel.
- *Vitaminas B1, B3 y B6:* propician la regeneración de la piel.
- *Zinc, magnesio, potasio y antioxidantes:* reparan los tejidos, desinflaman, previenen arrugas y protegen contra el daño de los radicales libres.
- *Enzimas:* ayudan a eliminar cicatrices y manchas en la piel.

Papaya

Esta fruta es popular en el desayuno y conocida por sus propiedades laxantes, pero ¿sabías que su aplicación tópica tiene bastantes beneficios? Es uno de los alimentos con mayor cantidad de vitamina C y antioxidantes, entre muchos otros nutrientes, que la convierten en un ingrediente efectivo para varios tipos de tratamientos. La papaya contiene:

- *Vitaminas C y A:* antioxidantes que protegen y regeneran la piel.
- *Papaína:* una enzima que funciona como exfoliante natural para remover células muertas.
- *Ácido fólico:* estimula los folículos y promueve el crecimiento del cabello.

Pepino

El pepino es uno de los vegetales con el contenido más alto de agua. Esto le da propiedades humectantes, pero también aporta otros beneficios. El pepino es rico en:

- *Ácido ascórbico:* reduce la retención de agua y la inflamación.
- *Vitamina A:* promueve la producción de colágeno, el cual ayuda a reparar el daño en la piel.
- *Óxido de silicio:* contribuye en la reparación de los tejidos de la piel.

Piña

La piña es un astringente natural con muchos beneficios para la piel, pero asegúrate de hacer una prueba en una área pequeña de tu piel antes de utilizarla, ya que su acidez puede causar irritación. La piña contiene:

- *Ácido cítrico:* es un tipo de ácido alfa hidróxido (AHA, por sus siglas en inglés) que promueve la regeneración de la piel.
- *Bromelina:* es una enzima que exfolia la piel y elimina células muertas.
- *Vitamina C:* corrige manchas, mejora el tono de la piel y promueve su regeneración.

Plátano

Ya sea como alimento o como ingrediente en remedios de belleza, el plátano tiene muchos beneficios para la salud. Esta fruta es un humectante magnífico, ya que contiene:

- *Potasio:* promueve la hidratación de la piel y el cabello.

- *Vitamina A:* la vitamina A y el retinol son importantes en la regeneración de la piel y en la prevención de arrugas y líneas de expresión.
- *Vitamina E:* esta vitamina es esencial para mantener la piel, el cabello y las uñas fuertes e hidratados.

Tomate

Las propiedades del tomate lo convierten en un ingrediente de primera para tratar quemaduras, acné y manchas en la piel. El tomate contiene:

- *Ácido salicílico:* éste es un ingrediente presente en la mayoría de los productos para el acné. Es un astringente que ayuda a controlar la producción de grasa y a reducir el tamaño de los poros.
- *Licopeno:* es un componente antioxidante con efectos antinflamatorios.
- *Vitamina A:* promueve la regeneración de la piel, reduce manchas y mejora el tono general de la piel.

Zanahoria

La zanahoria es rica en vitamina A, razón por la cual es un ingrediente ideal para remedios y tratamientos orientados a la eliminación de manchas, aclaramiento de la piel y regeneración de las células. La zanahoria contiene:

- *Vitamina A:* antioxidante que promueve la regeneración de la piel.
- *Vitamina C:* ayuda a aclarar y corregir manchas.
- *Potasio:* mantiene la piel humectada y saludable.

Hierbas y especias

Cúrcuma

La cúrcuma es una especia que se utiliza para agregarle sabor a los platillos, especialmente en la cocina india y oriental. Además, es un remedio fabuloso para aclarar la piel y tiene propiedades antibacterianas. La cúrcuma aporta:

- *Curcumina:* es un compuesto que reduce la hiperpigmentación y trata cualquier mancha de la piel.
- *Textura:* la textura de la cúrcuma molida ayuda a exfoliar la piel y a absorber los ingredientes de cualquier remedio casero.

Manzanilla

La flor de manzanilla se ha utilizado desde la medicina antigua por sus beneficios para la salud y la belleza. Puedes optar por la flor de manzanilla suelta o comprar bolsas de té. Esta planta ayuda a relajar, desinflamar y calmar la piel, ya que contiene:

- *Bisabolol:* es un aceite esencial que promueve la regeneración de la piel y tiene propiedades calmantes.
- *Apigenina:* es un flavonoide que ayuda a reparar la piel y a combatir los radicales libres.

Perejil

Aunque normalmente lo utilizamos para dar sabor a nuestros platillos, el perejil es uno de los ingredientes más efectivos en el aclaramiento de las manchas y la despigmentación de la piel, además de que promueve su regeneración. El perejil contiene:

- *Vitamina C:* corrige manchas, mejora el tono de la piel y regenera las células.
- *Miristicina:* es un antioxidante que previene y repara el daño provocado por los radicales libres.

Romero

El romero es una hierba aromática que se utiliza en la preparación de muchos platillos por su sabor fuerte, pero su aplicación tópica también tiene numerosos beneficios. Ya sea que se utilice la hierba entera o una extracción, el romero aporta:

- *Compuestos fenólicos:* son antioxidantes naturales que protegen del daño de los radicales libres.
- *Ácido rosmarínico:* este ácido le da al romero propiedades antibacterianas y antinflamatorias.
- *Vitamina B6, hierro y calcio:* promueven la producción de colágeno.

Rosas

Aunque son símbolos del amor y el romance, las rosas pueden aportar grandes beneficios a tu piel. Puedes utilizar sus pétalos o crear tu propia agua de rosas si quieres gozar de sus propiedades. Las rosas contienen:

- *Vitaminas A y C:* estas vitaminas ayudan a estimular la piel y promueven su regeneración.
- *Vitamina E:* le otorga propiedades humectantes a los pétalos de rosa, por eso son un buen ingrediente para tratar la resequedad en los pies.

Té verde

El té verde tiene buena reputación por sus beneficios en la pérdida de peso y en la salud metabólica. Sin embargo, sus propiedades también se pueden aprovechar cuando se aplica directamente en la piel y el cabello. El té verde contiene:

- *Polifenoles, catequinas y teína:* estos compuestos le dan sus propiedades antioxidantes y antinflamatorias.
- *Vitaminas B2 y E:* estas vitaminas ayudan a hidratar y revitalizar la piel.

Huevos y lácteos

Huevo

El huevo es considerado la proteína más completa en la naturaleza, ya que tiene todos los aminoácidos esenciales. Además, tiene muchos beneficios que puedes aprovechar en tu piel y cabello. Dependiendo de tus necesidades, puedes utilizar el huevo entero, la yema o la clara. El huevo contiene:

- *Proteína:* su alto contenido en proteína promueve la tensión de la piel, ayuda a reducir el tamaño de los poros y absorbe el exceso de grasa, además fortalece el cabello y las uñas.

Leche

¿Alguna vez has escuchado que la leche fortalece los huesos? Esto es gracias a sus nutrientes, que promueven la salud ósea. Pero también tiene beneficios en la belleza cuando la integras a tus remedios caseros, ya que es un exfoliador natural, ideal para

pieles sensibles o irritadas, pues promueve la regeneración de la
piel sin irritar. La leche contiene:

- *Calcio:* propicia la producción de colágeno y forta-
  lece las uñas.
- *Vitamina A:* regenera la piel.
- *Caseína:* es un emulsificador que ayuda en la limpieza
  de la piel.
- *Ácido láctico:* es un ácido alfa hidróxido (AHA, por
  sus siglas en inglés) que remueve la capa superficial
  de la piel y promueve la regeneración de las células.
- *Vitaminas D y B12:* ayudan a aclarar la piel.
- *Potasio:* hidrata y cura cualquier irritación.

Yogurt

Como su composición es similar a la de la leche, el yogurt tiene
muchísimos beneficios y usos en distintos remedios caseros.
Asegúrate de utilizar yogurt natural y orgánico, sin saborizantes ni azúcar agregados. El yogurt aporta:

- *Zinc:* es un mineral que ayuda a desinflamar y a controlar la producción de sebo.
- *Calcio:* promueve la regeneración de la piel.
- *Ácido láctico:* este ácido ayuda a sellar la humectación en la piel y a mantener la cutícula hidratada. Es
  un tipo de ácido alfa hidróxido (AHA, por sus siglas
  en inglés), que también es útil para quitar manchas
  y regenerar la piel.
- *Vitaminas D y B12:* ayudan a aclarar la piel.
- *Riboflavina:* mantiene la piel humectada y protege
  del daño de los radicales libres.

Granos, harinas y productos secos

Almendra

Al igual que su aceite, la almendra tiene ácidos grasos que promueven la hidratación de la piel. Utilizar la nuez en tus remedios caseros les agrega propiedades exfoliantes. Las almendras brindan:

- *Textura:* al pulverizarlas, las almendras funcionan como un gran exfoliante.
- *Vitamina E:* esta vitamina es importante para la humectación de la piel, las uñas y el cabello.
- *Ácidos grasos:* promueven la hidratación y sellan la humectación en la piel.

Arroz

El arroz es un grano que forma parte de la dieta de algunas de las civilizaciones más antiguas gracias a la riqueza de sus nutrientes. Sus propiedades calmantes ayudan en el alivio de dolores por irritación. Este grano contiene:

- *Textura:* el arroz pulverizado o harina de arroz tiene suficiente textura para eliminar células muertas, pero es bastante suave para utilizarlo en la piel agrietada o irritada.
- *Vitamina B:* el contenido de esta vitamina en el arroz promueve la regeneración de la piel.
- *Alantoína:* este compuesto es bueno para tratar los pies agrietados porque ayuda a aliviar cualquier tipo de irritación.

Avena

La avena es considerada una *superfood* y es un exfoliante natural; sus propiedades calmantes la convierten en un ingrediente ideal para la piel sensible y para tratar quemaduras e irritación. La avena contiene:

- *Textura:* la textura de la avena ayuda a exfoliar la piel y a eliminar células muertas para dejar la piel más suave.
- *Vitamina E:* promueve la humectación de la piel y las uñas.
- *Avenantramina:* ayuda a sellar la humectación y a reparar cualquier daño en la piel.
- *Ácido ferúlico:* es un antioxidante que protege del daño del sol.

Azúcar

Los cristales del azúcar la convierten en un exfoliante ideal para zonas como los codos, las rodillas y el cuerpo en general. Aunque es un buen ingrediente para la resequedad, no la debes utilizar en caso de tener la piel irritada o con cortadas. El azúcar aporta:

- *Textura:* los cristales del azúcar ayudan a desechar células muertas y a promover su regeneración.
- *Ácido glicólico:* es un ácido alfa hidróxido (AHA, por sus siglas en inglés) que promueve la regeneración de la piel.
- *Glucosa y fructosa:* estos componentes le dan las propiedades hidratantes que retienen la humedad del ambiente en la piel.

Bicarbonato de sodio

Además de sus propiedades antisépticas, el bicarbonato de sodio es un exfoliante natural que ayuda a aclarar la piel. Es ideal para tratar acné, infecciones y malos olores. El bicarbonato de sodio contiene:

- *Alcalinidad:* el pH alcalino del bicarbonato de sodio ayuda a balancear el pH ácido que puede causar olores en el cuerpo.
- *Textura:* su textura ligera ayuda a exfoliar y desechar células muertas.

Café

Los granos de café mantienen las propiedades antioxidantes y energizantes de la bebida que consumimos. Para las recetas en este libro, puedes utilizar café recién molido o deshechos de café después de preparar la bebida. El café contiene:

- *Textura:* es uno de los ingredientes principales para la exfoliación del cuerpo.
- *Cafeína:* varios estudios demuestran que la cafeína reduce la apariencia de la celulitis, desinflama y promueve la circulación de la sangre.
- *Fenólicos:* estos antioxidantes ayudan a contrarrestar los efectos de los radicales libres.

Maicena

Gracias a sus propiedades absorbentes, la maicena se puede utilizar en muchos remedios para contrarrestar la humedad y eliminar los malos olores. Contiene:

- *Almidón:* ayuda a absorber la humedad y a prevenir los olores causados por el sudor u otras secreciones del cuerpo.

Sal

Utiliza sal de mar o sal Epsom para obtener los beneficios de sus cristales. La sal contiene:

- *Textura:* los cristales de sal son ideales para exfoliar piel dura, como la que forma callos en los pies. Sin embargo, no se debe utilizar para tratar pies agrietados porque podría irritar.
- *Magnesio:* ayuda a desinflamar y a reparar cualquier daño en la piel.

Otros

Aloe vera

El gel de aloe vera se ha utilizado por mucho tiempo en la medicina alternativa para reparar la piel y aliviar el dolor de irritaciones y quemaduras. Asegúrate de utilizar gel de aloe vera puro. El aloe vera contiene:

- *Aloína:* es un compuesto con propiedades antinflamatorias y calmantes.
- *Polifenoles:* son antioxidantes que favorecen la regeneración de la piel.
- *Vitaminas A, B, C, D y E:* promueven la regeneración de la piel y la humectación.

Cerveza

Gracias a su modo de preparación, la cerveza aporta nutrientes beneficiosos para el cabello, la piel y las uñas. La cerveza contiene:

- *Levadura:* el tipo de levadura que utiliza la cerveza es rico en proteína y aminoácidos que tienen beneficios para la piel y fortalecen y agregan brillo al cabello.
- *Selenio:* es un antioxidante que ayuda a rejuvenecer la piel y a protegerla del daño de los radicales libres.
- *Silicón:* es un elemento químico que le da firmeza a la piel y fortalece las uñas.

Mayonesa

Aunque la mayoría de los nutriólogos no recomendarían incluir mucha mayonesa en una dieta saludable, es un gran ingrediente para remedios de belleza orientados a hidratar, reparar y fortalecer. Es particularmente efectiva en el cuidado del cabello. La mayonesa contiene:

- *Proteína:* la mayonesa está hecha a base de huevo que, como hemos visto, es rico en proteínas y lípidos que ayudan en la salud del cabello y la piel.
- *Vitamina K:* promueve la regeneración de los tejidos.
- *Limón y vinagre:* ayudan a clarificar y limpiar el cabello y a balancear el pH del cuero cabelludo.
- *Ácidos grasos, vitamina E y omega 6:* hidratan la piel y el cabello, y sellan la cutícula del cuero cabelludo.

Miel de abeja

La miel funciona como limpiador y humectante. Asegúrate de utilizar miel de abeja pura y orgánica para las recetas de este libro. La miel aporta:

- *Peróxido de hidrógeno:* este compuesto le da a la miel sus características antibacterianas y antibióticas.
- *pH bajo:* ayuda a combatir bacterias y eliminar olores de la piel.
- *Glucosa:* ayuda a atraer y mantener la humectación en la piel.

Vinagre de cidra de manzana

El vinagre de cidra de manzana es multifuncional; sirve principalmente para desinflamar y evitar infecciones. El vinagre de cidra de manzana contiene:

- *pH:* ayuda a balancear el pH para prevenir los olores del cuerpo.
- *Ácido acético:* le da propiedades antibacterianas y antisépticas.
- *Ácido alfa hidróxido:* ayuda a regenerar la piel para prevenir el olor.

Guía de aceites esenciales

Seguramente has escuchado sobre el uso de los aceites esenciales en los remedios de belleza, salud y aromaterapia, entre otros. Pero ¿qué son los aceites esenciales? Estos aceites son extractos que provienen de diferentes partes de las plantas, como las hojas, la raíz o la corteza. Contienen la «esencia» de la planta y concentran sus propiedades medicinales, herbolarias y tera-péuticas.

Los aceites esenciales se pueden añadir a cualquier remedio de este libro: sólo agrega unas gotas a la receta de tu preferencia. Cada aceite esencial tiene propiedades específicas que puedes utilizar para tratar muchísimas afecciones y problemas de la piel. Esta lista indica las propiedades y beneficios de los aceites esenciales más comunes para que puedas integrarlos a tu rutina de belleza y a los remedios que prepares en casa.

- *Lavanda:* insomnio, inflamación, estrés, cortadas o quemaduras.
- *Incienso:* regeneración celular, inflamación.
- *Clavo:* bacterias, estrés.
- *Menta:* bacterias, relajante, acné, alergias.
- *Té de árbol:* hongos, bacterias, acné, eczema.
- *Limón:* circulación, regeneración, bacterias.
- *Cedro:* brillo y crecimiento del cabello.
- *Romero:* astringente, bacterias e infecciones.
- *Eucalipto:* antiséptico, bacterias, energizante.
- *Anís:* infecciones, bacterias, dolor.
- *Salvia:* inflamación, calmante, circulación, insomnio.
- *Bergamota:* relajante muscular.
- *Rosas:* arrugas, regeneración de la piel, reparación de tejidos.
- *Cúrcuma:* inflamación, hongos, bacterias, infecciones.

Agradecimientos

Este libro está dedicado con profunda gratitud a todos y cada uno de mis pacientes y a mi equipo de trabajo; todos ustedes me permiten cada día hacer lo que amo y sentirme realizado como profesional. A mis padres por su amor y apoyo incondicional, porque me han ayudado a materializar todos mis sueños. A Félix Lahmann, mi compañero de vida: sin tu apoyo, paciencia y comprensión todo hubiese sido mucho más difícil. No puede faltar mi agradecimiento a Armando Correa por creer en mí y abrirme las puertas de *People en Español*. Asimismo, quiero dar las gracias a Luz María Doria y a todo el equipo de producción del programa *¡Despierta América!* por darme la oportunidad de llegar a tantas personas con mi mensaje de belleza eterna a través de la pantalla de Televisa-Univision. Y, por supuesto, mi sentimiento de gratitud infinita va también para mi amiga y hermana del alma Olga Tañón por su cariño incondicional y sus generosas palabras plasmadas en el prólogo de este libro. ¡A todos los que han hecho posible la publicación de estas páginas, llegue mi más infinito agradecimiento!